# 現代看護教育に求められるもの

## ――弁証法・認識論から説くナイチンゲール看護論――

神庭 純子 著

現代社白鳳選書 49

# まえがき

本書を手にとられたみなさん。

もしみなさんが看護に関わる職業についていらっしゃるとすれば、私としては大変嬉しく思います。というのは、本書では以下のことを説いているからです。

現在ほど、看護専門職者としての実践能力が問われている時はありません。これは看護職に関わっている方々には当然に常識レベルのこととして受けとめられることと思います。

さて、その実践能力が問われるべき理由は多々ありますが、まず挙げるべき第一のものとして、看護関係教育校が何とも急速な形で普及が進められてきていることです。それにもかかわらず、看護関係の教育者の育成が、その急速な普及に追いつくのが困難となっていったことを挙げてよいでしょう。それだけに、現在はその欠けたることにこれまた急速に追いつく努力が求められています。

以上をふまえて本書では、その看護教育一般、というより、看護教育を担っている方々、これからまさに担おうとしている方々に求められるものとは何かを具体的に問うことから始めていきたいと思います。

簡単にいえば、これらの方々に必須とされるべきは、世上によく説かれる論理的な思考能力、つまり分かりやすくいえば筋道を立てながら考えていくことができる能力、それを養成する時間を持たれることであると思います。とはいっても、その論理的な能力、すなわち筋道を立てながら考えていく能力の養成にどうしても必要な学問というものがあるのだ、とまずは説くべきでしょう。

それは一にも二にも「弁証法」と「認識論」です。もちろん、この二つの後の学習には、「論理学」といった大変な学問は控えています。が、まず現在は、弁証法と認識論からです。

古来、弁証法と認識論というものは、学問の王者とされる哲学の理解かつ構築のための二大柱であったのです。私の著作第一巻である『初学者のための『看護覚え書』』（現代社）を読まれた方には常識のはずですが、『看護覚え書』を著したナイチンゲールもこの『覚え書』をモノする前の青春時代に（当然ですが）最古の哲学たる古代ギリシャ哲学をしっかりと学んでいたのです。ですから、ナイチンゲールに学ぶにはやはり、古代ギリシャ哲学の芽生えである弁証法に加えて認識論の学びの必要性があるのでは……、ということを、このことからも分かってもらえたら、私としてはとても嬉しい限りです。

しかし、残念なことに、看護大学でも当然のこと、当然にその学びがあるべき一流とされる大学の哲学科ですらその講座が現在ではありません。その証拠は以下の書物です。この筆者は哲学専攻の若き学者です。私は、この著者を若いと評しましたが、これは学問年齢のことです。この著者は、東京大学において、西洋科学史、西洋哲学史、西洋医学史等々をすべて、（訳書ではなく）原書の原語で学び、かつ研鑽を重ねに重ねて博士（Doctor of philosophy）を取得できた大秀才です。著者ご自身が説いているように、弁証法、認識論を、大学入学時から（大学には学科がなかったので）大学とは別に学んだ方です。

本来、諸学問を先導すべきはずの哲学界は、一体なぜこうした惨憺たる状況に陥ってしまっているのであろうか。端的には、学問的な頭脳を創出するための学習が、大学教育には完全に欠落しているからである。それは何かを説けば、アリストテレスなりヘーゲルなり歴史上の第一級の哲学者らが何十年もかけて培ってきた実力を、現今の我々は養成する場を有していないという一大事である。それは一言では弁証法・認識論に加えて論理学の実力養成ということなのである。

そしてその弁証法一つすらも弁証法的かつ認識論的に習得していく、つまりは弁証法なるものの原基形態的なもの（かすかな萌芽）が生生してくるところから、実地に地道に認識論を駆使しながら論理的に辿っていくことで、自らの頭脳の限界（つまり知識的習得以外、どうにもできがたいという頭脳の限界）を徐々に打ち破っていくことが可能となるのである。ここを端的な事実で見てみれば、現代の大学には道を学んだり、その道の流れを学んだり、という学習があるにはある。そしてこれは、ここまでである。

だが、である。学問本来の学習なるものは、まず道を学び、そこから道筋を学びとることによって、その道筋を筋道（論理大系として展開していくこと）となすことがまず基本となり、それを大基盤となすべきだと心得る。

筆者は大学入学後、まったく幸運なことに、そうした真の学問への道を説く書に巡り合うことができた。それが『武道講義入門　弁証法・認識論への道――一流の人生を志す人に』（南郷継正著、三一書房、一九九四年）であった。現在この書は、『南郷継正　武道哲学　著作・講義全集』第二巻（現代社）に増訂版が収録されており、さらには同『全集』シリーズにおける各「武道哲学講義」において、見事なる頭脳活動の育成について、そして「哲学とはいかなるものなのか」についても、さらなる詳細な論が展開されてきている。

（悠季真理著『哲学・論理学研究――学的論文確立の過程的構造』第一巻、現代社）

ここに悠季氏がしっかり説いているように、私たちにも、学問の帝王たる哲学に必要な弁証法と認識論というのは、看護を学問として学び実践するかぎりにおいては、当然に必要とされるべきものと思念しています。

ですから本書は、その看護を学問として学ぶ、あるいは看護を専門とする方々が論理的に考えたい、筋道を立てて考える力を養成したい、と思われるばあいに（本当は思うべきです。でなければ、看護は学問にはとうていなりえないからです）、弁証法と認識論はこのようにして学ぶことができるのです、ということを、実例を通して、看護のあるいは看護学の祖であるナイチンゲールの著作『看護覚え書』（湯槇ます・薄井坦子・小玉香津子・田村眞・小南吉彦訳、改訳第七版、現代社）をふまえて説いていくことにしたのです。

筆者はこれまでに、『初学者のための『看護覚え書』――看護の現在をナイチンゲールの原点に問う（一）（二）（三）（四）』（現代社刊）において、看護の原点からの学びが重要であるとして、ナイチンゲールの『看護覚え書』を取り上げ、読み解いてきました。第一巻ではナイチンゲールの考え方を真に受け継ぐためにはどのような実力が必要であるかということについて「看護のための教養編」として説き、第二巻、第三巻では、『看護覚え書』にそって、その内容を生活過程の構造論として現代の視点から読み解く「実際編」として、さらに第四巻では、それら「教養編」「実際編」をふまえての「教育編」として看護者としての教育の必要性と重要性について教育とは何かの一般論から説いてきました。そして、その過程を通して、『看護覚え書』を著したナイチンゲールの「ものごと」（学問用語で「事物・事象」といいます）に対する考え方を真に受け継ぐためには「弁証法」「認識論」の実力が必要である、として、弁証法と認識論の基本についても解説してきました。

本書は、その続編ともいうべき内容となっています。すなわち、本書においては、『初学者のための『看護覚え書』』として一般的に読み取ってきたナイチンゲール看護論をさらに深く、弁証法・認識論を駆使して、その論理構造を読み解いていく試みとしています。まず、目次をみていただきましょう。

第一章では、看護基礎教育のあり方に関わる動向をふまえて「現代看護教育に求められるもの」を問い、地域における実践事例を取り上げています。

第二章では「現代看護教育に求められる認識論の実力」として、第一章で取り上げた事例を認識論の基本的理解をふまえて、認識論を駆使した対象との関わりという点から論じています。

第三章では、同じ事例について弁証法とは何かを解説し、弁証法という論理の光をあてるとどのように対象を捉え、対象と関わる視点を見出すことができるのかということを説いています。ひとつの事例を繰り返し取り上げていますが、認識論と弁証法とを駆使して解く（説く）ことによって、多面的な捉え方、事例を論理的に深めていく視点を理解してもらえることと思います。

第四章ではさらに「現代看護教育に求められる弁証法的認識論の実力」として、具体事例から対象と看護者との関わりの実際を具体的に描き出しながら説いていますので、看護実践、教育実践にどのように弁証法や認識論が活かされるのかということについて、より理解が進むことと思います。

とはいうものの、弁証法や認識論を駆使することの重要性を知識で理解しても、残念ながら実践に役に立たせることはできません。簡単には、以上のように学び進めても弁証法や認識論を駆使するには、駆使することができるだけの養成過程がどうしても必要だからです。そこで以下の章の内容の学びがどうしても必須となります。

すなわちそれは第五章です。そこでは、「弁証法と認識論が分かるための頭脳活動の養成過程」として、その学びにおいて鍵となるのが「知識」としてだけではなく、認識論の言葉でいうところの「感情像」として分かることの重要性を学ぶことであると説いたところです。

そしてまた、それだけでなく第六章、第七章でも、看護実践の具体的事実から論を展開していますので、読者のみなさんにとって「感情像」としての理解が可能となることと思います。

最後に第八章では、対象者と家族の意思決定に関わる事例から看護者としての倫理的な実践の具体性として「弁証法・認識論とナイチンゲール看護論を指針とした看護実践」を説いています。


読者のみなさんは以上の各章を一つ、また一つと読み進める過程を通していけば、看護実践に弁証法と認識論がどのように活かされているかを実践例から理解するだけでなく、弁証法とはどういうものか、認識論とはどういうものかということの理解が少しずつ深化していることに気づかれることと思います。

また、各章のはじめの節では必ず、本書では何を説こうとしているのか、そして前章では何を説いてきたのか、では本章は何を説いていくのか、として、繰り返し繰り返し本書で説いていることとは何かを示し、前章で説いたことを振り返ってその要点をふまえてから次の章への論を進めていくという説き方にしています。

少しつけ加えれば、そのように説いてきていることもまた、本書に学ぶ道筋となるものであり、論理的な頭脳活動ができるようになるための弁証法の実力化にとって重要な学びの過程につながることであるのです。


なお、本書は、『学城（学問への道）』（日本弁証法論理学研究会編、現代社）誌上に「現代看護教育に求められるもの――弁証法・認識論から説くナイチンゲール看護論」として連載しているものに加筆し構成しています。本文中の事例は筆者の経験に基づくものですが、特定の対象ではなく複数の事例を組み合わせて一般化した事実として描いています。

また、補章では「看護の現在をナイチンゲールの原点に問う――ナイチンゲールの発見や取り組みを現代に活かすには」として、同じく『学城』誌に掲載した講演録も収めてあります。

これは、『初学者のための『看護覚え書』（一）～（四）』（現代社）の中で、特にナイチンゲール看護論を現代の看護実践を導く指針として説いた事例を中心に再録する形で整理したものです。読者のみなさんにとって多くの具体例から看護実践をより生き生きと描き、具体的な事実からその実践の意味を説いていく過程を辿るために役立つと考えてのことです。

上記の筆者のこれまでの著作を読んだ方にはそのエッセンスの振り返りになることと思いますし、読んでいない方にとっては内容の一端を知っていただけることになると思います。現代の看護実践とナイチンゲールの言葉をつなぐことによって、看護としての基本的なものの見方、考え方を改めて見出してもらいたいと願っています。

# 目次

# 第一章　現代看護教育に求められるもの

## 第一節　看護基礎教育のあり方に関わる検討の動向

近年の看護教育を取り巻く状況は、少子高齢化の進展、医療技術の進歩・高度化、さらに看護を提供する場の多様化等により変化してきています。慢性疾患や複数の疾患を抱えながら地域で生活する人々が増加していることや地域で暮らす独居の高齢者や老老介護の世帯が増加していることは、保健・医療・福祉に関わる社会的な課題として取り上げられることも多くなりました。

また、その中で看護専門職者が担うべき役割も幅広いものとなり、さらなる高齢化の進展に備えて看護職員を増やしていくことの必要性も指摘されています。予防的な関わりもふくめて、様々な健康課題を抱える人へのケアニーズも多様化しており、対象者の価値観を尊重する関わりやＱＯＬ（生活の質）を重視する関わりの視点が求められる中で、多職種連携の一員としての役割を果たし、より質の高い看護を提供できる看護専門職者の養成が求められています。

平成四年十一月の「看護師等の人材確保の促進に関する法律」の施行等をきっかけにして、看護系大学は急激に増加し、学士課程で養成される看護専門職者が増加してきている一方で、看護基礎教育における課題も指摘されています。

そのような中で、看護基礎教育の充実を図ることを目的として検討が重ねられ、平成十九年四月の「看護基礎教育の充実に関する検討会報告書」（厚生労働省）、さらに平成二十年七月の「看護基礎教育のあり方に関する懇談会　論点整理」（厚生労働省）において、看護基礎教育を取り巻く現状とその課題が明確に示されました。そして、平成二十三年二月には「看護教育の内容と方法に関する検討会報告書」（厚生労働省）において看護基礎教育で学ぶべき教育内容と方法、看護師に求められる実践能力と卒業時の到達目標等が提示されています。

また、急増している学士課程での人材養成のあり方を明確にし、教育の質を保証する必要性をふまえて、その教育の充実強化を図ることを目的として、文部科学省においても検討会が設けられました。その成果は平成二十三年三月に「大学における看護系人材養成の在り方に関する検討会　最終報告」として学士課程における看護学教育の質保証のあり方が示され、さらに「学士課程教育においてコアとなる看護実践能力と卒業時の到達目標」が示されました。

そしてその後も看護学教育の充実に対する社会的要請の高まりを背景として、平成二十八年十月に「大学における看護系人材養成の在り方に関する検討会」が設置され、平成二十九年十月には、「看護学教育モデル・コア・カリキュラム～「学士課程においてコアとなる看護実践能力」の修得を目指した学修目標～」が策定されるに至っています。

このような看護基礎教育のあり方に関わる検討の動向は、社会状況の変化に伴って生じてくる新たな課題に向き合いながら、多様な場、多様な対象、そして多様なニーズに応じていくことのできる質の高い看護専門職者が社会的に求められている中で、国家資格としての免許の質を担保するためにその免許を取得する前までにどのような能力が養成されるべきかの課題が整理され一定の基準が示されてきた経緯として捉えることができます。

また、それらの報告書によって求められる看護実践能力と卒業時の到達目標が示されたことによって、各大学や養成所において、それぞれにその基準をふまえながら実践力のある質の高い看護専門職者を養成するためのカリキュラム（教育課程）の整備、作成を行い、その教育にあたっている現状であるといえます。

## 第二節　看護実践能力を育てるために必要なこととは

このように説くと、「看護学教育を取り巻く社会状況は変化しており様々な課題があるものの、その課題は看護教育界でしっかりと共有されており、看護基礎教育において養成されるべき看護実践能力と教育内容がしっかりと整理されているので看護学教育は充実しているのですね」と思うみなさんがいるかもしれません。「大学での授業をしっかり受けていれば看護実践能力が身につけられ、良い看護師になれるのですね、安心しました」と思ってしまうみなさんかもしれません。

しかし、残念ながらそうはならないといわざるをえないのです。「そうはならない」というのはどういうことかというと、これらを形式的に知識的に並べあげて、どれほど詳細に授業科目を構成したとしても、本物の実践能力を養成するための条件は「整わない」といわざるをえないということです。もちろん看護基礎教育で求められるべき教育内容の基準が明確化されているというのは重要なことであり、看護学教育の質を保証するために意義あることであることは確かにいえることです。そのことは否定していません。しかし、それだけでは、とても大事なことが欠けているのだ、ということなのです。

どういうことかというと、これらの能力や学修目標を教育課程にどのように反映させていくか、どのように構築していくか、そしてまた、教育課程の中でのそれぞれの授業科目において、どのような教育内容を〝どのように〟教育していくか、ということこそが、本当は重要になってくるはずなのだということです。

つまり、教育の形式や枠組みを整えたとしても、そこを如何にして、どのように学ばせるのか、どのように教育されるのかが問われない限り、本当の意味では看護実践能力は育たない、というより、育つかどうかは分からないとしかいえない、ということになりかねないのです。

それでは、いったい何が足りないのでしょうか。どのように教育される必要があるのでしょうか。すなわち、現代の看護教育において、いったい何が求められているのでしょうか。

## 第三節　現代看護教育に求められるもの

それは、端的に一言でいえば、〝論理的に〟学ぶ（教育する）ということです。これは論理的に学修することができるように教育する、ということでもありますし、論理的に考えることができるような頭脳活動が可能となるように教育するということでもあるのです。

論理的に学ぶとはどういうことかといえば、簡単には一般論から筋を通して理解していくということです。すべての学びを「看護とは何か」から考えていくこと、すべての学びを「なぜ」「何のために」ということから問い直しつつ学んでいくということも初歩的には論理的な学びにつながるものとなることでしょう。

もっと難しくは、体系的に学ぶこと、ともいえますし、「看護とは何か」の本質からすべての事象を、一貫性を持って学びとりながら、事実や事象の共通性を把握していく物事の見方、考え方を創り上げていくことだということもできます。

それでは、この論理的な学びをするためには何が必要なのでしょうか。どのようなことが分かっていないとならないのでしょうか。それはどのような実力なのでしょうか。

解答から端的に説きましょう。二つほどあります。その一つは、弁証法の実力、すなわち、対象の弁証法性をみてとることのできる視点を持つことの学びでもあり、看護の内実を弁証法的に学びとることのできる実力です。

そしてもう一つは認識論の実力、すなわち、看護の対象である人間の認識の論理を問う学問である認識論を理解し、「認識とは何か」ということをしっかり分かって、さらに個々の対象の個別的な認識をみてとり看護としてその認識に働きかけることのできる実力です。

看護の知識を覚えたら誰もが本物の看護者になれるというものではありません。現実には看護の知識を活用できるように、物事の見方、考え方についての学びをも看護の知識と相対的独立的に学んでいくことが、本物の看護の実力を身につけるためには重要になってくるのです。その学びが「弁証法」と「認識論」なのです。

しかもその学修は知識としての学びではなく、一つ一つの実際の具体的な事実をもとにして事実から分かっていく、一つ一つの事実を通して看護としての物事の見方や考え方を身につけていくことが本当の学びになっていくのです。

それでは、さっそくに対象を弁証法的に捉える、認識論的に捉え、対象と関わるとはどういうことか、ということについて、ある地域看護の場面をもとにその時の看護者の認識というものを具体的に明らかにしながら考えていくことにしたいと思います。

## 第四節　地域におけるグループ支援の実際を認識論から解く

さて、地域看護においては、母子保健分野での支援として一般的な育児グループへの支援だけでなく極低出生体重児を育てている親へのグループ支援活動を行っています。

低出生体重児の中でも特に育児不安が大きいことが予想される一五〇〇グラム未満で出生した子どもを持つ親に対して早期から地域での親同士の交流の場を確保し、専門職との関わりを維持しながら育児に対する不安を軽減し、子どもの健全な育ちを支えていくことを目的とした活動です。個々の家庭へ訪問する個別的な支援活動も大事ですが、同じような子育ての悩みや不安を持つ母親同士の交流の機会を持つことで、心配事を語ることや共有することができ、教え合うこともできるという集団ならではの効果が期待できるものといえます。

出生時に小さく生まれた赤ちゃんの場合、呼吸する力や体温を保つ力、哺乳する力が弱く十分に育っていないため、すぐには退院できずにＮＩＣＵ（新生児集中治療室）に入院し必要な医療・看護を受け、その成長発達を待ってから退院していくことになります。ですので、通常の育児をする親とは異なる特別の不安や悩みを抱えることも多いといわれています。

そのため、極低出生体重児の親の集いは、地域の保健師を中心として、ＮＩＣＵの医師や看護師、さらに地域で活動している理学療法士や保育士、心理士、地域の保育ボランティア等多くのスタッフが関わっていきます。地域に戻ってからも継続的に専門職からの支援を得ることがとても重要だからです。そのグループ支援の内容というのは、講座を中心として例えば「小さく生まれた子どもの発達について」や「かかりやすい病気とその予防について」「遊びと発達について」等の講義をしていくことや、子どもの発達に関わる相談を受けたり、母親同士のグループワークを通して様々な思いや悩みを語っていく機会とする等の内容で構成されます。

母親が講義を受けたりグループワークを行っている間は、別室で子どもを預かります。それは子どもにとっては他の子どもと出会う機会でもありますし、遊びを通して子どもの成長発達もスタッフが見守っていくことになります。また、託児をすることで母親が子どもと離れて、安心して講座を受けることができるようにするための支援となっています。そうした機会を持つことによって地域での孤立を防ぎ、育児不安や虐待への予防的な支援となることを意図しての活動でもあるといえます。

前置きとしての説明が長くなってしまいましたが、ここで、取り上げるのはその託児に関わった保健師による子どもと母親への支援場面です。

その日は参加した母親たちは十数名、子どもは十五名程度でした。託児を担当しているのは、保健師、保育士の他、事務職員や地域の保育ボランティアさん、また付き添いの家族でした。託児用の会場となる一室は子どもがけがをすることのないように部屋の中心にマットを敷き、おもちゃを並べるなどの準備がなされています。母親が講座に出ている時間を、子どもは母親と離れて、慣れない環境ではじめて出会う大人や乳幼児らと過ごすことになります。中には泣きながら母親にしがみついて離れることができない子どももいますし、離れる時は何でもないようにしていたのに、部屋の扉から母親が出たとたんに扉に向かって「ママ～ママ～」と泣き叫びだすという子どももいます。おもちゃに興味津々であっさりと遊びに夢中になれてしまう子どももいます。そのような子ども達の様子を見守りながら託児を担当するスタッフはそれぞれの子どもの様子に合わせて関わっていきます。

## 第五節　対象児との関わりからその認識＝像をみてとる

一歳八カ月になるA君は、母親と離れる時に少し泣きそうになったものの、母親の抱っこから保健師の抱っこに移ることができて、母親が退室した後もしばらくすると落ち着いてきたのか室内で既に遊び始めている他の子どもの様子や置いてあるおもちゃに目を向けられるようになりました。

そこで、おもちゃの方へと促すと車に興味を持ったようです。またいで座り両足で床を蹴るようにしながら前に進むことのできる車で、自分から座りハンドルを握り気に入った様子で動かしています。車でひとしきり遊んだ後は、ままごとセットの野菜を集めて並べたりお皿に乗せたり、それを保健師に見せたりしながらここでも楽しそうにしています。ままごと用のトースターの中にプラスチックの野菜を入れて「チーン」と言いながら取り出してはお皿に並べたりしています。そのような様子からA君が家庭でのお母さんの料理の姿を見てのものなのか、これまでにままごと遊びで誰かに教えてもらったことなのかは分からないものの、おもちゃを使って遊ぶことができていることでの成長をみてとれました。

そのようにあれこれと遊びを試しながら過ごして一時間程度がたった頃です。少し飽きて疲れも出てきたかなとも思えるタイミングでA君の表情が変わってしまう出来事がありました。それは何かというと部屋の扉がパタンという音とともに開いてスタッフが入ってきたのです。その音にさっと振り向いたA君でした。そして、扉の方をじっと見つめていたかと思うとおもちゃをなげうって「ママ」とつぶやき、扉の方に歩き出しました。

さて、この時にA君のアタマの中ではどのようなことが起きていたのでしょうか。

その時のA君の認識＝像を少しみていこうとすると、きっと次のようなものだったのだと思います。扉の音を聞いて振り向いたA君の目に映ったのは、部屋の扉が閉まったところです。スタッフは中に入っていきましたが、A君にはスタッフを目で追っている様子はありません。扉をじっと見つめています。音を聞いた瞬間にA君にどのような思い＝像が生じたかというと、単純に音に対して「んっ⁉」となっただけではなかったのです。「んっ⁉　もしかしてママ⁉」となってしまったはずなのです。

そして扉をじっと見つめている時には、目に映っている扉そのものではなくて、A君のアタマの中に生じている像のみが見えていることになっているのです。その像とは、扉の外にはもうママが戻ってきている、笑顔で両手を広げてくれているに違いないママの姿であり、ママに抱っこされている安心感であったことでしょう。その姿と表情を思い浮かべた瞬間には、ママに会いたい感情が一気に湧いてきてしまっていたのです。

ですから「んっ⁉」「ママっ⁉」という認識＝像から、「ママじゃない⁉」となり、続いて次には、強烈に「ママがいない！」「ママの所に行きたい！」ということになってしまったはずなのです。ですから、ママに会いたい感情そのままにA君にとっては扉の外にいるはずのママの方に近づこうと「ママ」と声にしながら扉に向かって歩き出すということであったはずなのです。

そして、その感情がどんどん大きくなって、はじめに小さな声で「ママ」とつぶやいた瞬間には小さな思いだったはずのものが、その自分自身の発した言葉を受けとめた次の瞬間には、さらに会いたいママの像を膨らませることとなり、結果としてしだいに「ママ～ママ～」と大きな声で呼ぶしかない心情にまでなっていってしまったという状況なのです。

## 第六節　認識＝像とは何かに導かれた実践のあり方

そのようなA君のアタマの中とココロの状態がみえた保健師は、では、どのように関わったでしょうか。泣きそうになりながら扉に向かっていくA君をどうしたらよいでしょうか。このまま放っておいたらA君の中ではますますママに会いたい思いだけが膨らんでいってしまうはずです。

保健師はまず時間を確認しました。講座が終わるにはまだ少なくとも三十分程はありそうです。ということはちょうど母親たちはグループワークの最中であり、今、A君がどうしようもなくなって母親のもとに戻るしかない状況になってしまったらA君にとっても、今回参加することができた母親にとっても、その経験が台無しになってしまう、ということがすぐに思い浮かびました。

そこで、A君を抱っこして扉に向かうのを遮りながら、A君のアタマの中をA君が創り出しているママの像から解放するように働きかけることにしました。窓のところにさっとつれていき、窓の外を見ながら、何か面白いものを見つけたように「あれっ⁉」と声に出してみました。するとA君の表情も変わり、つられるようにして「あれっ⁉」と言っています。そこで、「あっ！今、車が見えたよ！」と言いながらA君の認識＝像を現実の反映に関心が持てるように促していったのです。

これは、認識は対象の頭脳における反映であるということをそのままに実践してみた、ということです。五感覚器官からの反映によって像は形成されるわけですから、ここで抱っこしたというのは、母親とは異なるもののそれでも抱っこされる安心感で少し感情も変化するということになりますし、視覚に変化を与えて動く車を目で追いかけようとすることや、聴覚を介して関心を引くような変化を創り出そうとしてみたともいえます。

A君もそれに素直に反応してくれました。アタマの中からさっきまでの「ママに会いたい像」というのは消えたようです。保健師は少しほっとしながらも、A君の中で「ママの像」がもう一度浮かび上がってこないようにするにはその関わりの方法をどのようにしたらよいかと考えながら過ごしていきました。

しばらく外の様子を見ているとそれも飽きてくるようで、次は先ほどの車に乗った遊び、ままごと遊びをしています。そしてままごと遊びをしているとふっと急に顔をあげ、「ママ～」と泣き声をあげながら扉の方に向かっていく、そうすると保健師が抱っこして窓から一緒に道路を眺め、車を探す、しばらくすると、また車遊びとままごと遊びを始めているものの、そこでまたふっと手が止まり、表情が変わり「ママ～」と泣き声をあげながら扉に向かう、そうすると保健師が抱っこして……という、そんな流れを何度か繰り返しながら時間が過ぎていきました。

その中でA君がA君なりにとても努力して待っていられるように自分の気持ちと闘っているのだと分かることがありました。保健師はA君を抱っこしながら窓のそばへ行くという何度か繰り返したパターンでA君と過ごしています。A君もその繰り返しに慣れてきたのか、抱っこされて窓に向かうという流れもすんなり受け入れています。保健師は「もう少し待っていようね」と声をかけるものの「もう少し待っている」などの言葉がいかにA君にとっては酷なことなのかも知っています。困りながらも母親たちはまだ迎えに来られないことを分かってもらおうと思うのですが上手い言葉は見つかりません。

そんな時、A君が「ダイジョブ、ダイジョブ」とまるで自分に言い聞かせるようにつぶやいていたのです。

これはきっと、これまでに病院で受診や健診をしたりしてA君が泣きそうな気持ちになっている時にお母さんから「大丈夫よ、大丈夫よ」と何度も言ってもらっていた言葉なのでしょう。ここではA君自身がその言葉を自分に向けてつぶやいているのです。待っていなければならないことを分かりながらも悲しくなってくる自分の気持ちと向き合いながら、なんとか乗り越えようとするそんな思いがその言葉から伝わってくるようでした。

## 第七節　看護者の言葉が対象者の認識＝像を形成する

そうして過ごした時間もようやく終わり、講座を終えた母親たちが戻ってきました。母親たちの表情は晴れやかなので、子どもがしっかりと過ごすことができるかを少しは心配していたとはいえ、講座やグループワークで充実した時間を過ごすことができたのだなと感じられるようでした。A君はといえば、本物のママが目に入ったとたんに、これまで我慢していたものが一気に溢れ出すように泣き出しています。そして無事に保健師の抱っこから母親の抱っこに移っていったのでした。

さて、その時に保健師は母親にどのような声をかけたらよいでしょうか。A君にどのような声をかけたらよいでしょうか。実はこの場面がとても重要です。なぜなら、どのような言葉をかけるかが母親の認識をどのように形成するかということにつながってくることだからです。保健師のかける言葉によって母親に抱かせる思いや像が全く異なるものになってくるからです。

例えば「最後の方は待っていられなくて泣き出しちゃったんですよ」「A君、さみしかったのよね」と伝えたらどうでしょうか。A君にとっては辛かった感情を強調することにもなり、「さみしかったよ～ママがいいよ～」という気持ちを増長されることになってしまいます。また、母親にとっても、泣きながらしがみつくA君に対して「ごめんね。ごめんね、ママがいなくてごめんね」という気持ちになることでしょう。

離れた辛さを観念的に二重化して母親自身も今後、A君とは離れがたい心情になってしまいかねません。このように「A君、泣いてしまったんですよ」の一言は、母親の「(A君に) ごめんね」の言葉や「(保健師に) すみません」という言葉を引出すことになりかねません。

それでは例えば「(A君に) ママが戻って来て良かったね」ではどうでしょうか。これもA君の気持ちに配慮していそうな一言とはいえ、A君のアタマの中に母親がいなくてさびしかった思いを印象付けることになりかねません。この言葉はA君を思って伝えているようで本当は保健師自身が、A君のお母さんが戻って来てくれて良かった、泣いてしまうA君をなんとかするのに大変だった、という思いを表現してしまっているといえます。

そのような言葉を受けて母親から引き出されるのは「すみません。ありがとうございました」という保健師へ向けての言葉になってしまいます。

では、どのように伝えたらよいのでしょうか。実際にはどのような言葉をかけたのでしょうか。保健師は、A君には「車やおもちゃで遊んだね。泣かずに待っていられたね。お友達と過ごすことができたね」と伝えました。A君は「うん！」と大泣きしながらもうなずいています。母親には「車に上手に乗ることができていましたよ。ダイジョブ、ダイジョブと言いながらお母さんを待っていられたんですよ」とA君ができていたことを積極的に伝えました。

それを聞いた母親はA君に「偉かったね」「すごいね」と言葉をかけてあげています。そんな母親からの言葉に、さらに母に抱きつき大泣きしながらも、「ボク泣かなかったよ～」と少し誇らしそうな表情になったA君なのでした。

なぜこのようなささいなこととも捉えられかねない場面をも大事にしているのかというと、極低出生体重児とその親への支援という特殊性の中の一般性が保健師の頭の中にはあるからです。

それは、出産時の状況からの母親の思いです。一般的にも育児不安はあるとされていますが、特に小さく生まれた子どもを持つ母親は、小さく生んでしまったことへの申し訳なさや入院中の子どもの姿を見ることの辛さや怖さを感じることが多いといわれています。小さいなりにしっかり育っていたとしても、このまま育つのだろうか障害が生じることはないのだろうかとの不安を募らせ、子どもを抱っこするにもミルクをあげるにも、様々な複雑な心境と葛藤しながら育児を続けてきているのです。自分が悪かったのではないかと考え込んだり自信を失ったり、それでも子どもの成長を信じて過ごしてきているのです。そのような低出生体重児を持つ母親の思いの一般性をふまえてのA君の母親の現実の理解であり、個別性への支援が求められてきます。

だからこそ、一つ一つの経験の積み重ねを子どもにとっても母親にとっても成長につながる意味あるものとして位置づけることが重要だということなのです。

今日の体験は今日の体験ではなく、昨日までに形成されてきた像の積み重ねの上に形成されていく体験となるものであり、それはまた明日へのというより、この瞬間からすでに次につながっていくものとなるのです。

母親に褒められた誇らしい像となるか、母親と離れてさびしかった像となるかで、次の成長へとつながるはずの像の形成のあり方が違ったものになっていくのです。母親にとっての体験も同様で、親子にとって一つ一つできることを増やしていくことを積み上げていくことで自信につながっていくのです。

そのような親子の成長を創り出す機会にするかどうかは、保健師の意図的な関わり方しだいなのです。だからこそ単なる託児と思えるようなことでも専門職が関わっていくことが重要なのです。そこにも看護がしっかりと存在しているのです。

## 第八節　実践を通して論理的な思考を育てることの重要性

以上の具体例から何をみなさんに分かってもらいたいかというと、看護としてのある場面、ささいな場面であったとしてもそこをいかに生き生きと描くことができるか、看護の意味として振り返ることができるかが、大事な学びになってくるのだということです。

例えば看護実践能力の一つである「援助関係を形成する能力」というものを理解するには、ここまでの具体的な関わりと振り返りが必要だということを分かっておいてほしいと思います。大切なことは、その関わりがいったいどのような意味があったのだろうかと問い直すことなのです。託児という役割の中で同じような関わりの場面があったとしても保育士や保育のボランティアさんとは異なる関わりの意味があるということもしっかりと分かっておくことが重要です。

どのように振り返るかということをもう少し説くならば、その振り返りの視点は、母と子の成長にとっての意味からでもよいですし、養育期の家族の成長としての意味も見出すことができるでしょう。また、看護者と対象者との関わりの意味としても振り返ることはできることと思います。

もっと大きな一般論から「人間とは」「人間の育ちとは」「看護とは」「弁証法とは」「認識論とは」という論理から考えようとしてみることも大事な問いかけになることでしょう。そのような一般論からの振り返りの積み重ねが、対象の構造に分け入るという〝論理的な思考〟を育てる訓練の機会になってくるのです。

また同時に教育者としては、その場面の看護のあり方がどのような能力を養うことにつながっているのか、つながるものとして教材化することができるのだろうか、と問うていくことが教育者としての思考を創り上げていくことになりますし、学習者としてもその場面をどのように〝看護として〟意味づけていくことができるかと問い続けていくことがとても重要です。それが本当の意味で実践能力を育てていくことになるはずなのです。

あえていうならば、看護実践能力として示されている言葉と言葉の間にあるはずの、言葉としては現われていないものをつなぎ、言葉として紡いでいくような思考の試みとなってくるものともいえます。それこそが看護の論理を見出していく本当の実力を身につけていくための歩みになっていくはずのものなのです。

# 第二章　現代看護教育に求められる認識論の実力

## 第一節　現代看護教育に求められる弁証法・認識論の実力

前章は、近年の看護教育を取り巻く社会的状況をふまえて、学士課程における看護基礎教育のあり方に関わる検討の動向を取り上げ、「現代看護教育に求められるもの」とは何かと問いかけ、具体的な事例を紹介しながら実践を通して論理的な思考を育てていくことの重要性について触れました。

少子高齢化が進展する中で、看護専門職者が担うことが期待される役割は多様になってきています。慢性疾患や複数の疾患を抱えながら地域で暮らす人がさらに増加することが予測されることから、多様化する医療ニーズに応えることのできる、より専門性の高い看護職の育成を目指す取り組みも始められようとしています。また、高齢になっても住み慣れた地域で暮らし続けることができるような地域づくりも含めた介護予防の取り組みや、生涯にわたっての健康づくり活動を推進するという保健分野での看護職の役割も期待されています。このように多様な分野での活動が求められる現状から、看護職の人材確保も大きな課題になっています。

そのような社会や保健医療を取り巻く環境の変化の中、この二十年余りの間に看護系大学は急激に増加し、学士課程で養成される看護専門職者が増加する一方で、その専門職者としての実践能力の質的向上が求められ、その教育内容の充実、強化を図ることが求められています。

このように学士課程で求められるべき教育内容の基準が明確化されたことは、看護学教育の質を保証するために一定の意義があることです。しかし、それらの報告書に示された文言を形式的に並べても本当の意味での「看護実践能力」を培うことにはつながっていかない恐れがあるのだ、と指摘したのが前章の中身でした。すなわち、教育の形式や枠組みを整えただけでは不十分で、そこを如何にして、どのように学ばせるのか、どのようにして教育していくのかということをこそ本当は問わなければならないのだということです。そのためには、学び方、学ばせ方をこそ意図することが重要になってくるのだということです。

それでは、どのような学び方、教育のあり方が求められるのかということについては以下のように指摘しました。それは、論理的に学ぶ（教育する）ということであり、論理的に学修することができるように教育する、ということでもあり、論理的に考えることができるような頭脳活動が可能となるように教育することでもある、と説きました。

そしてそのためには、教養教育も専門基礎教育も専門教育も、すべての教科を「看護とは何か」という看護の一般論から筋を通して学ぶ（教育する）ことであるのだと説きました。すなわち、誰もが教育において意図していると考えられる「知識的な習得」だけではなく、それらの知識を「論理的に習得」させていくことこそが求められているということです。

そして、そのような論理的な学びができるようになるためには、基本となる物事の見方、考え方、対象の捉え方に関わっての学修が求められます。その学修は、端的には以下に説くような二つがあるといってよいでしょう。

その一つが弁証法の実力です。それは、一般的に対象の弁証法性をみてとることのできる視点を持つことの学びでもあり、看護の内実の構造を弁証法的にみてとり、学び取ることのできる実力です。

そして、もう一つは認識論の実力です。これは、看護の対象である人間の認識の論理を問う学問である認識論を理解し、「認識とは何か」をしっかりと理解した上で、さらに個々の対象の個別的な認識をみてとり、さらには看護としてその認識に働きかけることのできる実力であるといえます。

こうした物事の見方、考え方についての学びを看護のいわゆる知識体系とともに相対的独立的に学び、身につけていくことによって看護の実力を養成することが可能となってくるといえるのです。しかし、残念ながら現在の大学教育の中では、弁証法や認識論、論理学に関わっての教育はなされていない状況です。

そこで、本書ではその題名に示したように、現代看護教育に求められるもの（このままでは大きく欠けてしまっているもの）である弁証法、認識論をしっかりと説きながら、現代の看護の現実と、看護の原点であるナイチンゲール看護論を説いていくこととしているのです。読者のみなさんには、まずはこの前提をしっかりと理解しておいてもらいたいと思います。

## 第二節　弁証法・認識論に関わる読者からの質問

さて本章では、前章で紹介した事例をもう少し詳しく説いていくこととしたいと思います。というのは、次の質問にみられるように基本からの理解が読者のみなさんにとって役立つと考えたからです。

【質問】
「今回の論文、興味深く読ませていただきました。今回の論文では、はじめに、国では看護の将来的な必要性から看護系大学の数を格段に増やし、看護教育のあり方についての報告書を提示しているにもかかわらず、どのように教育していくかという大事なところは各大学任せになってしまっているとして看護教育の危機を説かれています。そして、本来の看護教育に求められるのは論理的に学ぶことであり、すなわち一般論（看護とは何か）から筋を通して理解していくことだと説かれ、その論理的な学びには弁証法と認識論の実力が必要であると説かれています。そして、それを明らかにするための事例を説かれました。

この事例は感動的ですらあり、ほとんどの人が想像を超える展開に深く領かされるだろうと思います。しかし、人によっては、これはたくさん経験を積めば自然にできるようになることなのではないか、もしくは、先生はとても繊細な気配りができるから特別なのではないか、さらには、これのどこが看護なのだろう……と誤解する可能性もあると思いました。

ここでは、「対象を弁証法的に捉える、認識論的に捉え、対象と関わるとはどういうことか」を「具体的に明らかにしながら考えていく」という論の流れでの事例だったと思うので、この事例で、弁証法的に捉えているというのはどういうことか、認識論的に捉え対象と関わるとはどういうことか、ということをもう少し説いていただけないでしょうか。

特に今回重点が置かれている認識論に関わって、「認識＝像」と書かれているのはなぜか、像とは何か、像の積み重ねとは何かということも初心者向けに説いていただけると助かります。

新たな連載は、タイトルは変わっても、ナイチンゲールの『看護覚え書』をより深く読み取り展開していただけるとのこと、今後の進展が本当に楽しみです。」

以上の質問を寄せてくれた方は、本当に大事なところを読み取ってくれています。事例の場面をそのものとして理解するとともに、それを取り上げた意味を深く考えようとしているからこその質問だということが伝わってきます。

このように、「何のために」「何を理解しようとして」事例を読み取ろうとしているのか、という目的意識で読み進めていくことは論理的な学習の第一歩に確実につながってくるので、とてもすばらしいことだと思います。そこで、そうした質問者の熱心な思いにしっかりと応えて前章の内容を解説していくことにしたいと思います。

この質問者の指摘のとおりに、前章は以下のように説いた上で、地域における極低出生体重児を持つ親へのグループ支援の実際の場面を通しての事例を紹介しました。

「看護の知識を覚えたら誰もが本物の看護者になれるというものではありません。現実には看護の知識を活用できるように、物事の見方、考え方についての学びをも看護の知識と相対的独立的に学んでいくことが、本物の看護の実力を身につけるためには重要になってくるのです。その学びが「弁証法」と「認識論」なのです。

しかもその学修は知識としての学びではなく、一つ一つの実際の具体的な事実をもとにして事実から分かっていく、一つ一つの事実を通して看護としての物事の見方や考え方を身につけていくことが本当の学びになっていくのです。……

……それでは、さっそくに対象を弁証法的に捉える、認識論的に捉え、対象と関わるとはどういうことか、ということについて、ある地域看護の場面をもとにその時の看護者の認識というものを具体的に明らかにしながら考えていくことにしたいと思います。」

## 第三節　地域における育児支援で出会った対象との関わり

地域における育児グループ支援活動としての極低出生体重児の親の集いでの、子どもとの関わり、そして母親と子どもとの関わりの場面をもう一度振り返りつつ解説していきます。

親の集いでは、普段は子どもから目を離すことができない毎日毎日の繰り返しの中での育児生活上の負担感から少しだけ解放されるようにという意図もあるため、親自身の親同士の時間を作ることを大切にしています。そのため、子どもたちはその間、託児スタッフとともに別室で過ごすことになります。

母親たちにとっては、「子どもの発達」や「かかりやすい病気とその予防」等の講義を医師から受けたり、低出生児ゆえの発達上の心配や悩みなどを保健師や看護師に相談したり、同じように悩みを持つ母親同士で相談しあったりと、子どもの成長に関わる様々な思いを語りあう時間を通して、親としての成長を促し支援する機会となっているとともに、子どもにとっては親と離れて過ごすというある意味では大きな挑戦であり、それもまた成長発達を促す機会であるともいえます。

そのような中でのまずは、一つ目の場面です。

A君（一歳八カ月男児）は、お母さんに抱っこされて託児用の部屋まで来ました。部屋には乳児も含めて十五名程度の子どもが同じようにお母さんに連れられてきています。まずはその部屋になじむことができるように、お母さんに抱っこされたままで保育士による絵本の読み聞かせを行い、その後にお母さんから託児のためのスタッフである保健師や保育士、保育ボランティアらに預けられることになります。

中にはお母さんと離れることができなくて、引き離されて大泣きし、あやしてもらっているうちに疲れて眠ってしまうという子どももいますが、A君は少し泣きそうになったもののしばらくすると落ち着いて室内のおもちゃに関心を寄せることができてきました。そうして車遊びやままごとセットを使っての遊びをしながら過ごして一時間程度の時間が過ぎた頃でした。A君の様子も少し飽きてきているようで疲れも出てきたかなとも思えるタイミングで、A君の表情が変わってしまう出来事があったのでした。

それは、部屋の入口の扉が「パタン」という音とともに開いてスタッフが入ってきたその瞬間でした。A君は、扉に背を向けた状態で座っており、ままごとセットの野菜を皿にのせようとしていた時でした。「パタン」の音を耳にしたA君は、一瞬手を止めて、同時にさっと振り向きました。そしてそのままじっと扉を見つめています。そして、しばらく表情は動かずじっと扉を見つめていたかと思うと、次の瞬間にはおもちゃのことは忘れたように手から離し、扉の方に向かおうと立ち上がりました。そして、「ママ」と小さくつぶやき、扉の方に歩き始めています。

その歩き方は、はじめはゆっくりと、しだいしだいに速くなり、さらには扉に向かって駆け出しそうな勢いにもなってきそうです。そしてその声は、はじめは小さなつぶやき程度のものでしたが、しだいしだいに「ママ」とはっきりした声に、さらには「ママ〜」と大きな声で扉の向こうを呼ぶように、そして最後は「ママァ〜ママァ〜」と大きな泣き声にもなってしまいそうなほどでした。

以上の場面からA君の様子を少し想像しようとしてみてください。その時のA君のアタマとココロはどのようなものになっていたのでしょうか。

## 第四節　認識論の基本を説く——認識（＝像）はどのように形成されるのか

認識論の基本から説いていきます。まずは、認識とは何か、ということです。

認識というのは、その人の脳が描く「像」であり、脳の働きとして創り出されるものです。その人の脳がその人なりに描き出す「像」であるともいえます。「像」というのは、その言葉の意味のとおりに、物の形や姿、思い描いた姿というように、まずは理解してもらってよいです。

では、その「像」というのはどのように創り出される、描き出されるのかといえば、まずは（当初）は、自分が生活している環境（外界）である対象を映しとったものとして描かれることになります。ではどのように外界を映しとるかといえば、自分自身の感覚器官を用いて脳に映しとるのです。その感覚器官というのは、視覚、味覚、嗅覚、聴覚、触覚といった五つの感覚器官すべてであり、それらを通して対象が反映されることによって脳が対象をそのものの像として映じる、つまり認識として形成されることになるのです。

ですので、認識というのは、対象を五感覚器官を通して反映された像である、といわれます。中でも視覚がもっとも大きく作用されるので、私たちは映像＝絵のように思い浮かべることができるのです。

では、ここでみなさん、少しだけ認識とは何かを理解するための基本練習をしてみましょう。自分の好きな料理を思い描いてみてください。どのような料理が思い描かれますか。特別な料理が像として浮かんできていますか。その料理の像はどのようなものか説明してみようとしてみてください。

このように、あるクラスで問いかけてみたところ、ある人は「焼肉！」と答えてくれました。おそらく、その像というのは、鉄板の熱気の中でジュージューと音を立てており、香り立つ煙の中で焼かれているものでしょう。その音と煙と香りとが目に浮かぶようです。またそれは、何ともいえない食欲をそそるいい香りがしているばかりでなく、家族と一緒に過ごしている楽しさとにぎやかさと嬉しさと美味しさと……、空腹感と満腹感と……、といった感情をも伴ってのイメージであったことでしょう。

これは、ごくごく簡単な例ですが、このように「像」といった場合には、単に姿形を映し出した、絵に描いたような静止したものではなく、五つの感覚器官を総動員して描き出され、しかも、その対象に関わっての様々な思いも複雑に重なり合っての動く（言葉はよくないかもしれませんが、蠢《うごめ》くという表現での動く）「感情像」であるといえるのです。

このように認識とは、外界が五感覚器官を通して感覚されたものが脳に描かれた像であり、しかも感情像であるといわれるのです。ですから、この認識の形成においては、それぞれの感覚器官の実力というものが大きく関係してくることになります。つまり、感覚器官の実体としての実力と、その感覚器官の感覚する実力と、その感覚器官が感覚する像を映し出す、脳の実体としての実力と、その脳に像として映し、描き出す実力とが関わって、その人の認識＝像が形成されていることになります。同じものを見ても同じようには描き出されていないという意味で、各人各様の個性的な像が描かれている、それが人間の認識というものなのです。

しかも人間は対象を反映するにも単純に対象をそのまま映し出すということは、本当はありません。ある場合には熱心に、ある場合には無意識に、ある場合にはより積極的に目的意識性を持って問いかけている、というように、人間は映し出そうとする、反映させようとする働きかけ方も時によって様々ですし、それによる感じ方も様々です。ですから結果としてそれによって映し出され、描き出され記憶されていく像も各人各様というレベルでの様々だということになるのです。

さらには、その記憶の像が（各人各様レベルでの）さらなる次の問いかけとその反映を創り出すのですから、認識＝像というのは、積み重ねのさらなる重層性を帯びての積み重ねによって時々刻々というより、間断なくというレベルで創り出され、記憶され続けていることになるのです。

さらにそれは、それぞれの個人としての認識の誕生の原点から考えるならば、そもそもは、赤ちゃんとしての誕生の瞬間から、それぞれの環境（家庭生活を中心としての家族との関わりも含めての環境）である対象を、それぞれの個別的な感覚器官を通してそれぞれの個別的な感覚の仕方によって映し出し、それぞれに、その人なりの反映と問いかけを繰り返し続けて、結果として個性的といわれる認識に育ってきているもの、として捉えることができるのです。

この赤ちゃん誕生時の認識生成の原点からの発展に関しては『育児の認識学』（海保静子著、現代社）を、また認識学としては『なんごうつぐまさが説く看護学科・心理学科学生への〝夢〟講義（一）〜（六）』（南郷継正著、現代社）を参照ください。また、『初学者のための『看護覚え書』（一）〜（四）』（現代社）においても看護の具体例とともにその基本から説いてきているので、そちらも読んでいただくと病む人の認識を理解することができるための学びができることと思います。

## 第五節　対象児の認識＝像をみてとる

それでは、事例に戻って考えていくことにしてみましょう。

A君の発した「ママ」という言葉は、どのような認識＝像が描かれての、その思いの表現としての言葉であったと考えることができるでしょうか。

その時のA君の認識＝像は、およそ次のようなものだったのではないでしょうか。

「パタン」という聴覚からの反映によって、まずは単純に音に対して「んっ⁉」と音に対する関心を寄せたところからです。そして「んっ⁉　何？」と反射的に扉の方を振り返ったA君でした。扉の音を聞いて振り向いたA君の視覚からの反映は、部屋に入るための扉がちょうど閉まるところです。その時にはもうA君の関心は扉のみに向かっているので、持っていたおもちゃは手から知らずに落ちてしまっています。

A君はじっと扉を見つめています。その時の認識＝像は、扉を見つめていながらも扉が映し出されるばかりでなく別の像も浮かんできている、それが何かはA君自身には感覚できていないことから、じっと扉を見つめつつ、それによって形成されようとしている自分の像を見つめようとしているところです。そして、次に「んっ⁉　ママ⁇」として母親のことを思い出し、母親と離れて一人でいることに気がつき、意識させられてしまったのが次の段階でしょう。

このようにパタンという単純な音は「んっ⁉」という単純な反応から「ママ⁇」「ママ⁉」「ママ‼」と、しだいしだいに母親の像を呼び起こし、その像がしだいしだいにより鮮明に思い起こされてくることになっているのです。

そして、その感覚はしだいに本物を求める感情となっていき、その求める思いがさらにA君の抱く母親像を鮮明にしていくこととなり、その像をより強く創り出すことになるために、扉の向こうにはもう笑顔で両手を広げてくれているに違いないママの姿が見えてきて、ママに抱っこされているぬくもりと安心感とを求める気持ちが湧き上がってきていることでしょう。

視覚ではけっして見えてはいないけれどもしっかりアタマの中の像として感じているA君であることでしょう。そして、そのような姿や表情やぬくもりを思い出してしまったA君にとっては、当然にママに会いたい感情が抑えきれないものになって湧いてくる、ということになります。

ですから、「んっ⁉」「んっ⁉　ママ⁇」という母親を求める問いかけがあり、続いて「ママじゃない」「ママがいない！」ということへの気づきに到り、今度はママがいてくれないことからくる強烈な不安感とともに「ママ‼　ママはどこ⁉　ママの所に行く‼」ということになってしまった、はずなのです。

そして、ママに会いたい、触れたい、抱っこしてもらいたい感情そのままに、母親を探そうとして、A君にとっては扉の外に迎えにきてくれるはずのママの方に近づこうと立ち上がり、歩き始めることになっていくのです。そして、歩き始めたらさらに会いたい感情とともに、今、そばにいてくれない不安定感が湧いてきて、その感情がますます増してきて、いっそう足を速めて扉に向かっていこうとしている、という状況です。

また、はじめに小さく「ママ」とつぶやいた時は、その感情はわずかだったはずのものが、自分が発した「ママ」という言葉を聴き取ったことでさらにその感情像が膨れ上がり、次にはもっと大きな声で発しないと不安な心は落ち着いてくれず、もっと大きな声で発したことにより、さらなる不安感がどっと押し寄せてきて、最後にはどうにもならず「ママァ〜ママァ〜」と叫ぶしかない心情にまでなっていってしまったという状況なのです。

そのような自分の心情を、A君自身としてはとうてい理解することもできないだけに、反ってその感情像にも脅かされかねないA君の状況なのです。また、そのようなA君自身が創った心情が、さらなる不安の像を創り出すに至っている状況にあることすらが十分に想像できます。

以上のように、外界の反映として描き出される像ですが、いわゆる外界からの直接的な反映だけでなく、自分が創り出した像そのものも、感情像そのものとして受け取ることとなり、さらなる感情像を描き出しながら、複雑に形成されていくということになるのが人間の認識というものであるといえます。

ここまで説明したらこれらのことが、A君の事実から少しは理解されてきたことと思います。

## 第六節　認識論を駆使しての認識＝像の変化を創り出す関わりのあり方

そのようなA君に保健師がどのように関わったかを取り上げたのが次の場面でした。

それは、何よりもそのようなA君の認識＝像をすぐにでも変化させなければ、というのが保健師の関わりの方針であり、問いかけでした。なぜなら「ママァ〜ママァ〜」と叫ぶしかないA君にとって、小さな身体で叫び続けることによる身体における消耗ももちろん気になる大きな問題ですが、何よりもA君の心の成長、発達にとって課題になってくるということが考えられるからです。

保健師の対応は前章に説いたとおりです。「像」を変える試みとしては、像の形成過程である感覚器官からの反映への働きかけを意識的に使っています。それは、まずは何よりも正面からしっかりと抱きとめることでした。不安やさみしさや分からない不安定感にA君自身が翻弄されているにちがいない、その感覚と感情とをまずは、感覚からの反映を用いて断ち切ることです。

そのようにしてしっかりと抱きしめ、抱き上げながら、全く別の方向、窓に向かって何かを発見したような驚きと喜びとを声にのせつつ「あれっ!!」とA君に問いかけました。これはつまり、触覚も嗅覚も聴覚も視覚も総動員して外界からの反映によりA君の今とらわれている像に替わって、A君にとって良い像を描かせようという試みです。

その時は幸いにもまだA君の認識＝像がどうにもならないほどに強烈には創られ始めていなかったため、結果的にはそれで断ち切ることができたようです。保健師の「あれっ!!　何だろう。車だ!!」という声かけに、A君は素直に応じて、「あれっ！」とつられたように口にしています。こうして、本物の外界からの反映に意識を向けることができたことによって、自分で創り出した母親の像や母親がいないことからくる不安感という像はしだいに薄れさせることができたのでした。

しかし、それでも時間がたつにつれて、またふっと母親の像が湧き上がります。A君にとっては長い長い時間であったことでしょう。それでもそのさみしさを乗り越えようと必死な思いでいることもA君の様子から伝わってきていました。それが「ダイジョブ、ダイジョブ」というA君が自分自身に向けて繰り返し言い聞かせるようにつぶやいている言葉でした。二歳になる前とはいえ、この時期は身体的な発育に加えて認識の成長も著しいものがあります。すなわちここは自我が芽生えてくる時期であり、対象との関わりの中から自分と他との関係にも気づき始める基礎が創られるとされています。

ですから母親を待っていなければならない状況もA君なりに理解できており、A君自身の心の中で必死にやり取りしているようです。分かっていても、それでも辛くなってくる不安定感と闘わなければならない、そこで自分に言い聞かせるように声に出すことで何とか心情を落ち着けようとしている、そんなA君でした。

きっとその言葉は、これまでに母親が語りかけ、その声とぬくもりの安心感から乗り越えてきた体験からくるものだったのではないかと想像できます。これまでに様々な機会に受診が求められている極低出生体重で生まれ育ってきているA君とその母親との関わりがあってのA君なりの育ちのあり方であり、心の発達なのだと思えてきます。何とも健気な思いがじっと伝わってくるようでした。

そんな思いで保健師もA君と向き合っていることがA君にも伝わっていたのでしょうか。しばらく抱っこが続いていることを心配したボランティアさんが「抱っこ替わりましょうか」と声をかけてくれた時のことです。A君は何も言わずじっと様子をうかがっているようでしたが、実は保健師にしがみついていた腕と指にぎゅっと力をこめて、このままがいい、と無言で主張しているのでした。

もちろん、外から見たら落ち着いているようにしていても心の中では葛藤が繰り広げられているというA君の必死な思いは理解できていましたし、A君の成長、発達を創り上げる大事な看護としての関わりの瞬間瞬間であることを意図していたので、ボランティアさんに替わってもらうつもりもなかったのですが……。こうしたことも専門職だからこそそのA君への問いかけが、そのように判断させているのだといえるのです。

## 第七節　看護者の認識＝像と対象者の認識＝像との相互交流の実際を説く

続いて最後の場面です。

それは、講座を終えて母親たちが戻ってきた時の関わりの場面です。母親にどのような声をかけることによって、どのような認識＝像を描かせることになるのか、それによって母親とA君との関係性をどのようなものとして創り上げることにつながるのか、ということがこの場面でのポイントでした。

母親は晴れやかな表情で戻ってきてA君をしっかりと抱きとめてあげています。A君は母親の顔が見えた途端に、ようやく安心できたのか大泣きしています。

そのような場面で保健師から母親に対してのいくつかの想定できる対話を例示しました。

一つは「最後の方は待っていられなくて泣き出しちゃったんですよ」と母親に向けて伝え、A君には「A君、さみしかったのよね」というものでした。これは何とも良くない例です。なぜなら、この言葉からどのような母親の認識＝像が創られるのかを考えてみてください。それは、母親にとってはA君と離れて自由な時間を過ごしていた間に、A君が辛い思いをしていたのだという罪悪感と共に、母親自身がA君の思いを強く想像できるだけに、こんなに離れて過ごしたらかわいそう、という心情が必要以上に生じてしまうからです。

場合によっては「えっ！　では私にずっとAと一緒にいろっていうんですか。私の大変さも理解しないで！」、と母親が責められたような思いになって逆に怒りだしてしまうかもしれません。そのような認識＝像が生じた結果、おそらく母親の口から出る言葉は、「A君、ごめんね」であり「保健師さん、すみませんでした」ということになりかねません。A君にとっても、さみしかった感情だけを残像として残すことになってしまうでしょう。

では、どのように伝えると母親の認識＝像が良い方向に導かれることになるでしょうか。つまり看護としての母親への教育・支援になってくるでしょうか。

そこで大切なのが、A君の様子を特に成長を実感できる点についてしっかりと伝えることです。

母親は常に一緒にいるとすると、客観的にA君の育ちをみてとることがとても難しいものです。低体重で生まれて、一生懸命に育児し、医療にかかり何とかここまで育ててきている、それでも常に常に心配がつきまとい、成長できているのか、しっかりと発達しているのか、他の子どもより遅れているのではないか、この育児でよいのか、と様々な思いを抱えているのがこの時期の母親の特徴です。

ですから、現実的には母親の顔が見えてきた途端に大泣きしてしまって母親にしがみつくしかないA君の様子なのですが、「車で上手に遊べていましたよ。さっきまでは泣かずに頑張ってお母さんを待っていられたのですよ。何ともすごいことにA君は自分でダイジョブ、ダイジョブと励ましているようでしたよ」と、できるだけ託児中に発見したA君の成長の姿と思えることを積極的に伝えたとすると、それは母親の像を良い方向に導くことになります。なぜなら、その言葉を受けとめた母親の認識＝像にA君の成長の姿として描き出し、母親にとって育児の自信につなげる言葉になっていくからです。

また、A君にも伝えます。「車やおもちゃでたくさん遊んだね。泣かずに待っていられたね。お友達と過ごすことができたね」と。なぜならA君にとって自我の形成に関わる大事な時期であるだけに、頑張ろうとしたことやできたことをしっかりと受けとめてもらった、つまり「褒められた」のだという経験とその記憶は大事なことになってくるからです。もちろん記憶として思い出されることはあまりないでしょう。しかし、認識＝像は確実に積み上げられていくので、その体験が次なる問いかけにつながり、意志の芽生えから意志の形成に至る道筋が大きく異なってくることになっていくはずだからです。

また、そのような母親とA君とへのそれぞれの言葉かけがさらにどのようなことをもたらすかということもとても重要なことです。すなわち、保健師からの言葉によってA君の頑張りを認識できた母親は、A君にしっかりと言葉をかけてあげています。「偉かったね。おもちゃで遊べたの、すごいね」と。そのような母親からの言葉を受けとめたA君は、さらにそこから認識＝像を形成することになります。そして、さらに大泣きの声になりながら母親に抱きつきつつも、はっきりと母親に伝えています。「ボク泣かなかったよ～」と。頑張った自分自身の思いをさらに確かめつつ、誇らしそうな表情で帰っていったA君とその母親なのでした。

以上、認識とは何かの基本から事例を詳細に振り返ってみました。認識論の学びは、相手の認識を像としてしっかりみてとることによって、その像に働きかける言葉を選び、伝え、その言葉がどのように相手の認識＝像を創り出しているかと問いかけ、さらにその認識＝像の表現である言葉を介して、その認識の変化を確かめ、相互の認識の交流を次々と創り上げていくということにつながるものであるということが理解できてきたでしょうか。

認識論の学びは、看護の対象となる人間の認識の相互作用、その過程性をみてとるために必要であることを、この事例から読者のみなさんが感情像として描けるようになってほしいと願っています。

## 第八節　ナイチンゲールの説く「健康への看護」とは

以上、読者からの質問に応えて、前章の事例を特に認識論の基本をおさえた上で詳細に説いてきました。

ここまで説くと、おそらく「たくさん経験を積めばできることではないのか」または「先生だけの特別な力なのではないのか」という誤解はとけていることと思います。認識論の実力は自然成長性ではけっして育つものではありません。しっかりとした基本の学びと現実の対象との対話の積み重ねによって少しずつ、育てていくべき看護上の大事な実践能力であり、認識を整えるための技術になってくるはずのものなのです。

さて、最後になりましたが、質問者の「これのどこが看護なのだろう……」という疑問にも応えておく必要があることでしょう。端的には、健康への看護もしっかりとあるのですよ、ということです。保育ではなく福祉でもなく、育児上の支援も地域における看護としてしっかりと位置づくものなのです。

そのことについては、ナイチンゲールもしっかりと説いてくれています。そこで、ナイチンゲールの説く「健康への看護」に関わる論文を紹介しておきたいと思います。「病人の看護と健康を守る看護」一八九三年（『ナイチンゲール著作集』第二巻、薄井坦子他訳、現代社）からの引用です。

新しい芸術であり新しい科学でもあるものが、最近四〇年の間に創造されてきた。そしてそれとともに新しい専門職業と呼ばれるもの——われわれは天職（calling）と呼んでいるのであるが——が生まれてきた。これは、何か新しい要求、またはある地方に特有の要求があって創られたり発見されたりしたものだと考える人があるかも知れない。しかしそうではない。この要求は、ほとんどこの世界と同じくらい古く、この世界と同じくらい大きく、われわれの生や死と同様にのっぴきならないものなのである。それは病気についての要求である。そしてその芸術とは、病人を看護する芸術である。……

神が、母親のそばにいつも医師を付き添わせようとは意図されなかったために、もっと古くからの、もっと大きなひとつの要求がある。しかし、家族や学校や職場での生活の営みに関する限り、まだその芸術（art）は創り出されていない。その芸術は世界中のどの家庭にも関わりがあり、また家庭生活から発し、家庭の中でのみ教えることができるものである。それは健康についての芸術である。……この芸術は《健康への看護》とか《一般看護》とか好きなように呼んでもらいたい。人間の生活が営まれている限り国民の健康は女性の肩にかかっている。女性は、本職の看護婦が、病気の法則、病気の原因、病気の徴候、また病気の徴候ではなくてたぶん看護の良し悪しによる徴候などを認識すべきであると同様に、生命の法則と健康の法則とを認識しなければならない。……

病気とは何か？　病気は健康を妨げている条件を除去しようとする自然の働きである。それは癒そうとする自然の試みである。われわれはその自然の試みを援助しなければならない。病気というものは、いわば形容詞であって、実体をもつ名詞ではない。

健康とは何か？　健康とは良い状態をさすだけではなく、われわれが持てる力を充分に活用できている状態をさす。

看護とは何か？　この二つの看護はいずれも自然が健康を回復させたり健康を維持したりする、つまり自然が病気や傷害を予防したり癒したりするのに最も望ましい条件に生命をおくことである。病気を通して癒そうとする自然の試みが成功するか否かは、部分的にあるいはおそらく大部分、内科医や外科医などの科学的な指導のもとに行われる本来の看護の固有な働きいかんにかかっているにちがいない。したがって、本来の看護は病気に苦しむ病人に生きる手助けをすることなのである。これは、健康な人への看護が、健康な子供や人々の体質を病気のない状態に保っておこうとすることと同じである。……

本来の看護は、処方された薬剤や刺激物を与えたり外科的処置を施したりすることのほかに、新鮮な空気（換気）、日光、暖かさ、清潔さ、静けさを適切に活用し、食事を適切に選択して与えることなど、すべて病人の生命力の消耗を最少にするよう行なうことを含んでいる。そして家庭での健康を守る看護もこれと同様に、健康な人の生命力をできるだけ高めるようにこの同じ自然の力を適切に活用することを意味するのである。

以上のようにナイチンゲールは、本来の病人への看護はもちろんのこと、健康への看護もしくは一般看護も重要であると説いています。そして、本来の看護は病気に苦しむ病人に生きる手助けをすることであるが、「これは、健康な人への看護が、健康な子供や人々の休質を病気のない状態に保っておこうとすることと同じである」としています。また、「健康な人の生命力をできるだけ高めるようにこの同じ自然の力を適切に活用する」ことが大切であり、生命の法則と健康の法則を学び、かつ実践することの重要性を指摘しているのです。

このように病気と健康とを捉え、看護というものを位置づけている視点から、ナイチンゲールの弁証法的な物の見方、考え方というものを読み取ることができるのです。

# 第三章　現代看護教育に求められる弁証法の実力

## 第一節　看護学を学的に説く実力養成のためには「論理とは何か」を学ぶ必要がある

本書は、看護専門職者としての実践能力の質の向上が求められる現在において、その教育に求められるものとは何かを問い、その答えとして、学としての看護の専門性を学びとるには必須なものであるとされながら、どの教育機関においても教えられることのない論理学の基盤としての弁証法と認識論の学びの必要性を説き、弁証法と認識論を駆使した看護実践の現実を、ナイチンゲール看護論をふまえて説いていこうとしています。

冒頭から小難しく「論理学の基盤としての弁証法と認識論の学びの必要性」なる文言を並べて（説いて）いますが、これは単なるコケおどし的に使用しているわけではありません。確かに現代の哲学者の方はあまりここを説くことはありませんが、それでも看護学を学的に説く実力の養成のためには、この文言の実体、かつ実態をきちんと、歴史的に発展してきた学的内容として把握し、かつ学習することがとても大事なのです。ちなみに筆者は、大学二年の頃からまともにこの三大学的基礎学、すなわち、論理学、弁証法（弁証学）、認識論（認識学）を、二十年近くの月日をかけて、これらのイロハから学んで（学ばされて）きました。それだけに、この学びが大きく役に立って、現在の（本書を恥じることなく説くことが可能な）筆者が存在しています。

それだけに、本書を含め筆者の過去の著作を読まれる方は、論理学、弁証法（弁証学）、認識論（認識学）の基本的な説明くらいはしっかりと覚えて、自分の言葉の中の常連となるように努めてほしいと願っています。ここで「それでどうなるの？」との反問が出てくるはずです。この答えは単純そのものです。

この言葉遣いが常連レベルになっていくと、少しばかり意地の悪い人から、「あなたネ、論理学とか、言葉にしているけど、意味分かっているの！」との怖い反論が出てくることもありそうだからです。そうなったら、あなたは大変ですね。なぜなら、まず哲学者みたいに簡単に答えることは大変ですから。それだけにこの言葉を常連にしようとすれば、少なくとも、簡単な意味くらいは前もって丸暗記をしておかないと大恥をかくことになりかねません。「だったら常連にしなければよいのでは！」と思う方もいるはずです。それでは、そのような「あなた」では、自分の進歩が、自分の立派な未来がなくなりかねません。ですから、恥ずかしくとも丸暗記くらいはまずしておきましょう。その丸暗記の中身ですが、論理学を今回は学びましょう。

まずは論理学の実態を知ることが大事です。論理学とは、論理の学です。論理の学とは論理を学的に（学問として）学ぶことです。では、論理とは何でしょう。論理に似た言葉に理論というのがありますね。これは一体どういうことでしょう。よくカレーライスとライスカレーとは同じことでどちらを前に持ってきても、つまりカレーライスとライスカレーといっても同じ食べ物ですね。では論理と理論はこのように同じものでしょうか、と問われると、あなたは少し考えてしまうことになります。

なぜなら、論理学という言葉は見たことはあっても、理論学という文字には全くなじみがないはずだからです。そうですね。ここからも分かることは、論理と理論は大きく違うものなのです。では、論理とは何でしょう。簡単には次のように覚えてほしいと思います。あなたは、自動車についている「ナビ」を知っていますね。そうです。これは旅行の時の道案内をしてくれます。目的地を設定すれば、地図に分かりやすくルートを表示してくれます。

論理とは、このように、ある場所へのまともな、到着しやすい道順を示してくれるものなのです。分かりにくい地図を行きやすく、間違いがないように道順を大きく示してくれるものなのです。ですから、看護の論理とは、看護とは、を分かりやすい道順として教えてくれるものですし、そうでなければ、それで説けなければ、看護の論理と大仰に説いてはならないことになります。

ですから、論理とはある「事」ある「物」を学ぼうとする時に、その学び方の道順を示してくれるもの、という意味で用いることが大切です。理論は論理とは大きく違うと説きました。ここでは、論理の説明だけにしておきたいと思います。二兎を追う者は一兎をも得ずです。ここは論理というウサギ一匹（一羽）だけにして本来の講義へと移ります。

## 第二節　対象を弁証法的に捉えるとはどういうことかを事例から説く

前章までは、現代の学士課程における看護教育の動向をふまえてその課題を明らかにした上で、地域における育児支援の実際の場面を取り上げて、看護専門職者の関わりがどのように対象に変化をもたらしたのか、そこにはどのような看護者の論理的な思考があったのか、ということを説きました。

前章は特に、読者からの質問に応えて、「認識」とは何か、「認識とは像である」とはどういうことか、「認識とは、外界が五感覚器官を通して感覚されたものが脳に描かれた像であり、しかも感情像である」とはどういうことか、をしっかりと基本にかえって解説し、事例として取り上げた対象児の認識＝像の動きのありようをみていきました。

さらに「認識とは外界の反映である」ことを意図的に駆使した看護実践により、どのように対象児の認識＝像を（成長という方向へ）変化させることができたのかについても、対象児の認識＝像に着目して説きました。また、母親の認識＝像に働きかける看護としての支援的な言葉かけの重要性についても認識論的な視点から説き、看護者にとって認識論的に対象を捉え関わることの意義について論じていきました。

本章は、質問者からのもう一つの重要な問いである、この事例において、対象を弁証法的に捉えるとはどういうことか、対象と弁証法的に関わるとはどういうことかについて応え、説いていくことにします。前章までに取り上げた事例の場面を繰り返し取り上げながら、看護者の弁証法的な思考というものを具体的に解き明かしていきます。

まずは、「対象を弁証法的に捉える」とはどういうことか、ということから始めてみます。

質問者からの「どこが弁証法的なのですか」の問いには、「対象の捉え方も対象との関わりのあり方も、そしてそれを論じている道すじも、すべてにおいて弁証法的なのですよ」と応えるのが本当は正解なのですが、そのような答えではあまりにも不親切ということになるでしょうから、少し丁寧に説いてみたいと思います。

まず、弁証法は一言では、動くものを対象とする学問です。「動く」を論理的に説けば、ある「もの」、ある「こと」が、そこに「ある」とともに「ない」ということです。「あるとともにない」とは、「確かにそこに居たのだが、居ると思ったのに直ちに（すぐに）そこには居ない、居たはずなのに居なかった」という事実をいいます。これは時計の針（秒針）を見れば簡単に分かることです。九の文字を指していると思った瞬間には十の文字どころか、一一や一二の場所まで動いていっています。これが「動く」ことであり、これが「あるとともにない」ということです。

ここを論理的に「動く」といい、もっと大きくは「変化」といい、「働く」といい、「発展」といい、「消える」といい、「捉えようがない」……という言葉の中身なのです。このような「動くもの」「動くこと」「変化するもの」「変化すること」「運動するもの」「運動すること」「発展するもの」「発展すること」「消えるもの」「消えること」「捉えどころがない」「捉えようがない」等々の現実を論理的に扱う学問を弁証法というのです。

すなわち、弁証法とは「動く」「働く」「変わる」「ある」「生きる」「病む」「学ぶ」「運動する」「看護する」「介護する」「教育する」「仕事する」等々の動き、変化の中身を持つすべての世の中の出来事を扱う学問なのです。

ですから、自分の専門に関わる出来事（対象）を「変化している」「運動している」「働いている」「怠けている」「まともに扱っている」等々の事柄を、「どのように変化しているのか」「どのように扱っているのか」と、対象的事実を必ず動き、変化、発展として見做すことが弁証法的なのです。といったところで、事例に行きましょう。その事例を筆者がどう「動く」、どう「変化する」と捉えていくかに注目してください。つまり、どう弁証法的としていくのかに注意して読み進めてください。

事例として取り上げたのは、地域における看護活動としての低出生体重児の親の集いで関わった一歳八カ月の男児とその母親との関わりの場面でした。

低出生体重児の親の集いでは、主に母親らがその集いに参加している間、別室で子どもたちを預かることによって母親が十分に自分のための時間を過ごすことができるようにという配慮をしています。それは同時に、母親と離れて過ごす子どもにとっても有意義な時間になるようにという意図もあり、託児スタッフは、子どもたちと一緒に過ごしながら子どもの発達を見守りアセスメントする機会にもなっているものです。

さて、以上の文章の中にも事例に関わる専門職者としての弁証法的な対象の見方や考え方が含まれています。どういうことだと思いますか。

それは、「親の集い」であるのだから母親のための支援だけを考えてもよいはずであるところを、母親も子どもも双方を支援しようとする取り組みとしているところです。どちらか一方が大事なのではなく、母親も子どもも大事なのであり、弁証法の学びの初心者向けの言葉を使うならば、「あれもこれも」「あちらもこちらも」という考え方です。

親の集いの例であれば母親も子どもも、もっといえば、母親と子どものどちらかではなく、どちらもあわせて支援を行うことが真の支援であるという視点であり、かつ親子としての、家族としての一体的な成長を促す支援を創り上げようとすることを重要視している、ということになります。

あまりにも当たり前のことであるように思われるかもしれませんが、これはまだ初歩の段階の学び方の例なので、ひとまずここまでは、「そうですね。母親と子どもをそれぞれに、そして、母親と子どもを家族として一体的に成長させる視点が大切ですね。それは二つの物事を統一して考えようとするという意味で弁証法的といえるのですね」とおよそ理解して、ゆっくりとついてきてください。

## 第三節　対象を生成発展する存在としてみてとることが弁証法的な捉え方である

次の場面です。託児用の遊びスペースでA君がおもちゃの車にまたがって楽しそうに前に進んでいます。その様子は、自分から車の方に近づきしっかりと自分でまたがり、ハンドルを両手で握り、両足を一緒に床について後ろに蹴り送ることで前に進むという、なんとも上手な乗り方です。そのような姿にやさしく声をかけつつ見守る保健師は、どのような思いを浮かべているでしょうか。みなさんならどのように思うことができるでしょう。「上手に遊べているな」という目の前のA君の姿だけを受けとめることでしょうか。ここで弁証法的に対象（A君）を捉える視点とはどういうことでしょうか。

その答えは簡単に一言でいえば、A君の誕生からの育ちの姿を重ねあわせながら、そして今後の育ちの姿を思い浮かべながら、「生成発展」する存在としてみてとろうとする視点です。

現在、一歳八カ月のA君ですが、母親の胎内にいた時からの育ちから見つめようとしてみてください。予定月より早くに出産に至ってしまったことから低体重での誕生となり、そのことは単に体重が満たないというだけでなく、その身体を構成する実体も十分な発達に至っていないという状態だったはずです。

当然にその働きである心肺機能も運動機能も未熟な状態であり、医療技術に支えられて命が守られるところからA君の生活は始まったといえます。呼吸する力も体温を保持する力も哺乳する力も当初は医療の力を借りながら、そしてやがては少しずつ自らの力として獲得しながら育ってきたことが、一般的にも想像することができることでしょう。

車に乗って遊ぶことができている現在のA君になるまでには、運動機能だけに着目しても簡単ではない育ちの道のりがあったはずなのです。胎内にいた姿勢から考えれば、まずは仰向けになっていることでさえ大変な人間としての運動形態の獲得であったことが想像できます。やがては仰向けで手足を動かすことができること、寝返りがうてるようになること、腹ばいの姿勢になることができること、首を持ち上げることができるようになること、腹ばいで手足をふんばることができること、手足を使って身体を動かそうとすることができること、そうしてさらにはハイハイすることができること、お座りの姿勢が保てるようになること、つかまり立ちができるようになること、じっと立っていることができること、歩くことができること……その過程を生活の中で繰り返し繰り返ししながら育ってきたはずなのです。育てられてきたはずなのです。そこにはA君一人の姿だけでなく、母親の、家族の関わりの姿も見えてくることでしょう。

このようにA君の車遊びの姿を通して、A君の誕生からの身体の成長の過程性が見えてくるとともに、運動機能の成長発達の過程性がみてとれ、その成長発達を支えている家庭生活における母親を中心とした家族の関わりの過程性がみてとれるとともに、それによって育まれたA君の心の育ちの過程性もみてとることができるといえます。

このことが、A君の現実の姿を通して見えてくる「生成発展」する存在をみてとるという意味での弁証法的な捉え方であり、今後のA君の成長発達を促すという「生成発展」を創り出す視点でもあるといえるのです。

## 第四節　変化の過程性をみてとることの重要性

以上のように、①「対象を生成発展するものとして捉える」というのが弁証法的に捉えるということの一つ目の説明です。では、生成発展する存在としてA君を捉えたならばそれで弁証法的な捉え方になるかというと、もう少しよく考えてみることが必要です。あらゆるものが生成発展している、変化しているという意味ではそれで正しいのですが、どのように発展できてきたか、つまり成長発達することができてきたかということは、それだけでは見えてこないものです。

すなわち二つ目の視点として、②「対象のありようは条件によって変化するものであると捉える」ことも重要な視点になってきます。これは、A君がよりよく生成発展するように（成長するように）という家族の願いが日々の生活過程を整えるあり方につなげられてはじめてA君の育ちが積み重ねられてきての現在になっているのだという視点です。成長発達できるような条件となる生活過程の整えがあってはじめてA君の成長が創られてきている、ということも見落とすことのできない視点です。

さらにいうならば、③「対象を変化の過程性を持つ存在であるとして捉える」ことの視点も欠くことはできません。

これはどういうことかというと、今ここでのA君の遊びの中で、おもちゃを使うことでおもちゃを使うことのできる運動機能を新たに獲得している状況をみてとることや、保健師や同じ部屋にいる他の子どもたちとの出会いを含めた、今ここでの関わりが新たな変化を、そして成長を創り出す場面になりうるということの視点です。A君は日々の経験の中で身体も心も時々刻々と変化し、成長を図る貴重な体験を積み重ねているのであり、それが変化の過程性としてみてとれることが、対象の弁証法性を捉えるもう一つの視点であるといえます。

そして、A君だけでなく、A君の最も身近な常にそばにいる母親との関係性にも着目して捉えることが重要です。A君の成長発達にあわせて、A君の母親もまた新しい親としての役割を身につけている、すなわち、A君の成長をより引き出す関わりのあり方を意識的にしても無意識的にしても考えている母親もまた成長しているはずなのです。つまり、④「対象児を生成発展の過程性においてみてとる」ということも、対象児においてみてとると同時にその母親も生成発展の過程性においてみてとる

象を小社会における関係性において捉えるという意味で、弁証法的に捉える視点であるといえます。

さらにこのことは、もう少し社会的な視野からみてみるならば、⑤「全体の中の個として位置づけて捉える」ということにもつながるものです。A君の誕生時からの命は社会的にしっかりと守られ、家族の中で育まれている、そして、その家族も当然に社会の中の一家族として地域の人々との関わりの中で存在することができており、その地域の中の家族の中で社会的に生きていく力を身に着けていこうとしているA君の存在としてみてとることができます。そしてそのことが地域における育児支援活動との関わりの位置づけともなるものなのであり、そのように捉えることもまた「対象を弁証法的に捉える」ということであるのです。

## 第五節　対象の弁証法性をみてとらない実践で失うものとは

以上のように弁証法的に考えるということを説いてきましたが、逆に弁証法的な考え方をしないならばどのようになってしまうのでしょうか。それは、対象の変化発展、運動性、過程性というものをみてとらない、みてとれないということになってしまいます。

例えば、A君の身体の成長が他の一般的な子どもと比べて遅れていた場合やその運動機能が遅れていた場合、A君の育ちの過程性をみてとる視点がないと、小さく生まれたのだから仕方がないと考えてしまったり、発達の遅れを当然として受け入れてそのまま放置することになってしまったり、ただただ嘆くだけになってしまったりということになりかねません。生まれた当初の障害は変わらないもの、変えようがないものとして、関わりによる育ちの可能性や健全な発育発達の可能性すら否定してしまいかねません。「人間は人間として育てられてはじめて人間となる存在である」という教育に関わる人間の一般論も否定することになってしまいます。

その結果、発達の遅れはさらに固定化され遺伝レベルでの障害と見做されるということにもなりかねないのです。なぜなら、対象の弁証法性を否定したならば、対象は決して変わらないものと捉えることになってしまうからです。それではナイチンゲールの説く「持てる力を引き出す」看護というものも否定されかねません。そうであっては決してならない、ということはみなさんにも理解できることと思いますし、理解できるみなさんであってほしいと思います。

このように説くと「そんなふうには考えないですよ、ちゃんと変化する存在として見ようとしていますよ」という思いがうずまくかもしれません。しかし実際にはそうともいいきれない現実があるのです。例えば、言葉が出るのが少し遅い子どもに対して「少し様子を見ましょう。自然に話せるようになりますよ」という医師の言葉をうのみにしてしまう現実や「これは障害のせいでお母さんのせいではありませんよ」という言葉に母親とともに安心してしまうという現実です。もしくは焦って言葉のお勉強的な練習や訓練を始めてしまうということもあるかもしれません。それでは対象の成長や発達、変化を創り出す関わりとはいえないでしょう。

本当は、「障害があったとしても、その子にあわせた関わりのあり方によって言葉を理解し、やがては話せるようになりますよ。一緒に育てていきましょう。具体的には毎日の生活の中でこんなふうに関わっていくとよいですね。そうした日々の関わりを続けることで少しずつでも確実に成長がみてとれることでしょう」と導き、折に触れてその成長の姿を確認しながら、さらに導いていくのが私たち看護者の役割であると思うのです。

変化の過程性を創り上げる関わりが求められているからこそ、対象の弁証法性をみてとる視点を学ばなければならないと思うのです。発達のあり方も人と人との関係性の中で育まれるものであるというのが弁証法的なものの見方考え方そのものに支えられているということを、改めて理解してもらいたいと思います。

## 第六節　弁証法の「量質転化」の法則性から事例を説く

さて、弁証法とは「自然・社会・精神の一般的な運動性に関する科学」であるといわれています。以上のA君の事例に関わっての対象の見方や考え方というのは、この「一般的な運動性」において捉えるということを意図して、A君の育ちを一般的な生成発展としてみてとるあり方として説いてきたといえます。

みなさんは弁証法の三法則というものを聞いたことがありますか。ここでは弁証法の歴史について詳しくは触れませんが、ヘーゲルに深く学んだエンゲルスが弁証法性の構造に立ちいって法則化したものといわれています（「認識論から説く学問としての弁証法の歴史」、『南郷継正 武道哲学 著作・講義全集』第二巻）。その法則とは「量から質への転化・またその逆の法則」「対立物の相互浸透の法則」「否定の否定の法則」です。

続いては、この法則の一つである「量質転化」を知っている看護者だからこそ判断できたA君との関わりを説くことにします。

まずは事例の場面を思い出してもらいましょう。それは、おもちゃで遊んでいたA君が、部屋の扉がパタンと開閉する音を聞いたとたんに、おもちゃを手放して扉に向かって歩き出し、「ママ」と声をあげて泣き出してしまうことになった場面です。前章は、その場面からA君の認識＝像がどのように描かれていたのか、母親を求める気持ちがどんどん膨らんでいくA君の心情の像として認識論的に取り上げました。

ここではその場面を、弁証法を駆使して「量質転化」しないように関わることによって、A君が遊びながら母親を待つことができる体験にしていくというA君の育ちに関わる支援を実現することができた、という点から取り上げます。

ここで「量から質への転化・またはその逆の法則」というのは、単純な量の積み重ねが単なる量の積み重ねになるのではなく、結果として質的な変化をもたらす、またはその逆に質の変化が量的な変化をもたらすこともある、という変化の法則性を示したものです。例えば、簡単な例でいえば何度も同じ練習を繰り返し繰り返しすることによって（量の積み重ね）、できなかったことができるようになる（質的な変化）というようなことです。

では、泣き出してしまったA君を目の前にした保健師のアタマの中にはどのような「量質転化」に関わる像が描かれていたのでしょうか。扉の音を聞いたことをきっかけにして、遊びに夢中になっていたはずのA君の心の中には母親の存在が思い浮かんでしまっています。しかし、母親は集いの最中であり、まだA君のもとに帰ってくることはできません。

このままA君を泣き出したままにしておいてよいでしょうか。「ママ」と小さくつぶやいて扉に向かって歩き始めたA君は、しだいに「ママ」と呼ぶ声は大きく激しく、そして扉に向かうスピードはだんだん速くなっています。泣き出し始めたA君の単純な母親を思う像は、しだいに強烈に母親を恋しがる思いの像に変化しかかっているとみてとれます。

保健師のアタマにまず描かれたのは、量質転化してしまった場合にもたらされる結果の像＝イメージです。それはA君が「ママ〜ママ〜」と泣き叫んで誰の言葉も耳に入らないほどに手がつけられない状況になっている姿であり、母親を集いの途中であっても呼び戻してもらってA君をあやしてもらわなければ、おさまりがつかない状態にいたっているというイメージが最悪の事態として思い浮かべられています。

それだけではありません。保健師の認識＝像は一瞬にして「量の積み重ねが質的な転化をもたらした」結果としての像がアタマの中に〝わっ〟と浮かんでいます。

それは、Ａ君の小さな泣き声がしだいしだいに大音響での泣き声に変化してしまっている姿に重ねて、Ａ君の泣き声につられるようにして、他の子どもまでも母親を求めて泣き始めてしまう、さらにはすやすや寝ていた乳児までが目をさまし泣き出してしまうという、部屋全体に響き渡る泣き声の大大音響の嵐です。そして、その中でスタッフが右往左往するしかない事態でさえも想像できてしまうのです。量質転化した結果、部屋全体が泣き声に包まれている像です。

量質転化の過程性をもう少し詳細にみていくと次のようになります。Ａ君の発した小さな「ママ」という声がＡ君の母親を求める思いの像を創り出すことになり、それによって最初はぼんやりしていた「ママ」の顔がアタマの中にはっきりと浮かび上がり、「ママがいない」ことに大きく気づかされ、もっと大きな声で「ママ」と呼びかけたい思いになっていきます。その結果、もっと大きな声で、「ママ〜」と発することになり、その声を自ら反映させることによってさらに「ママ」への思いを積み重ねるというように、Ａ君の「ママ」の像を思い浮かべるというココロの働きは、単純な「ママ」の像の量的な積み重ねではなく、その量的な積み重ねは、Ａ君自身が描いた像を何重にも重ね合わせ、かつそのたびに感情像が大きく膨らんでくるという感情像の多重性、多層性を伴う質的転化をもたらす、それが弁証法の「量質転化の法則」の教えから一般的に想定できることです。

単純な「ママはどこ?」という問いかけだったはずの像から、「ママがいないよ〜」の像になり、「ママがいいよ〜」との思いから「ママ〜、ママ〜」としだいに大きな声で泣き叫んでいるうちに、自分の泣き叫ぶ声によってさらに脅かされた不安な心情が高まっていき、しだいしだいにA君自身にも、もうわけがわからなくなって、何が何だかわからないけれども不快で不安でどうしようもなく、どうにもならない感情を爆発させるしかなくなり、「ヤダ～、ヤダ～」とこの場所を、この事態から逃げ出すことだけを求めることになるという、母親を求めていたはずの感情でさえも吹き飛んでしまうというような、A君にとっては何ともかわいそうな「量質転化」がおきてしまうことになりかねないのです。

それでは、そうならないようにするにはどうしたらよいのでしょうか。

そこでの関わりの鉄則は「量質転化」させない、という判断です。「量質転化させない」ためには、望ましくない像の量の積み重ねをなくす、すなわち、望ましくない像を早くに消していくことであり、望ましくない像を描かないようにするには、望ましい現実の像を反映させるということが一番の方法といえます。ですから、そのような支援上の判断を瞬時に行い実践するということしかありません。

A君が泣き始めたその姿を見た瞬間に、認識論的かつ弁証法的に看護上の判断をしているのがその時の保健師のアタマの働きであった、とみてとることができるのです。「看護とは生命力の消耗を最小にするように生活過程を整える」というその一般論からの判断であり、生活過程の一場面を創り出す看護者の対応であるといえるのです。では、実際にどう関わって泣かずにいられることになったのかは、前章までの内容を見直してみてください。

看護者の関わり方しだい、対応しだいではあっと言う間に「量質転化」させるという逆の事態になります。例えば、「ママがいいね、ママがいいね」とあやしてしまったら、母親の像と母親が今ここにいないという不安の像をより鮮明にA君に描かせるという手助けをしていることになってしまいます。

看護者の関わりの一言が子どものアタマにどのような像を描かせることになるのかの、認識論の学びがないと、このような失敗を失敗と気づかずにすることになってしまいます。また、その言葉から描かれた像の量的な積み重ねが結果として質的な変化をもたらすという弁証法の学びがないと、なぜA君が泣き出すことになっているのか、泣き声がどんどん大きくなっているのか、そして泣き止まない事態になっているのかが全く理解不能ということになってしまいます。だからこそ弁証法的な認識論が看護者にとって必須の学びになるということもこの例で改めて実感してもらえることと思います。

ここでの例では「量質転化」させないように関わったとして説きましたが、よい「量質転化」を創り出すという関わりももちろん大切です。できることを少しずつ積み上げることによって飛躍的にできることが増えていくという経験もそうですし、「できたね、すごいね」という声かけの積み重ねが子どもの自信につながり、もっとやってみよう、と思えるようになる、それがいずれ「主体性」として開花していく、という育児支援の基本的な関わり方の意味についても弁証法的な認識論から説いていくことができるのです。

以上、ここまでは一つ目の問いである「この事例において、対象を弁証法的に捉えるということはどういうことか」に対する答えを、対象を一般的な運動性において捉えるということと「量質転化の法則」からみてとるあり方から説いてきました。

## 第七節　弁証法の「対立物の相互浸透」の論理から事例を説く

続いて二つ目の問いである「対象と弁証法的に関わるとはどういうことか」ということについて説いていきます。事例としては、教室が終わって母親がA君のもとに戻ってきた時の場面です。A君は何度か遊んでいる途中で泣き出しそうになりましたが、看護者の関わりによって何とか母親が戻ってくるまでしっかりと待っていることができました。母親が部屋に戻ってきた時にはA君はその姿を見たとたんに声をあげて泣き出し母親にしがみつくようにしています。母親はといえばグループワークの成果でしょうか、晴れやかな笑顔でA君をしっかりと抱きとめています。

その時に保健師は母親とA君に対してどのように言葉をかけていたでしょうか。実はどのような言葉をかけるか、その判断をした時にも弁証法的な見方や考え方に支えられて言葉を選んで関わっていたのです。

それはどういうことでしょうか。ここでは、弁証法の三法則の一つである「対立物の相互浸透」を意図している保健師の認識というものに着目して説いてみます。

くどいようですが念のため説くならば、弁証法的なものの見方や考え方をしていなければ、この場面においてもA君にとっての成長発達につながる関わりであるとは考えない（過程性や発展性を考えない）わけですから、A君が笑顔であろうと大泣き顔であろうとおかまいなしに、母親にただ受け渡し「はい、終了」でよいことになってしまいます。「お母さん、お疲れ様。A君、バイバイ」で終わってしまいます。それではダメなはずだ、ということはみなさんにも理解できることでしょう。

では、どのような言葉をかけていたでしょうか。繰り返しにはなりますが、場面を思い出してもらうためにもう一度、大事な会話の部分を記すことにします。

母親に対しては「（A君は）車で上手に遊べていましたよ。さっきまでは泣かずに頑張ってお母さんを待っていられたのですよ。何ともすごいことにA君は自分でダイジョブ、ダイジョブと励ましているようでしたよ」と伝えました。それに対してお母さんは「そうですか。遊べていたのですね。頑張って待っててくれたのですね。ありがとうございます」と保健師の言葉に応じています。

一方、保健師はA君に対しては「車やおもちゃで遊んだね。泣かずに待っていられたね。お友達と過ごすことができたね」と伝えました。それに対してA君はしっかりと顔を保健師の方に向けてその言葉を受けとめた上で「うん！」と大きくうなずいています。

そうした姿を見た母親は、抱っこしているA君の顔をのぞきこむように目をあわせながら「偉かったね。おもちゃで遊べたの、すごいね」と声をかけてあげています。A君は母親からの言葉を受けてさらに大泣きの声になりながら母親に抱きつき「ボク泣かなかったよ～」とはっきりと伝えています。

以上の場面が、弁証法の「対立物の相互浸透」を意図した保健師の関わりのあり方といえるのですが、もう少し詳しく説く必要があることでしょう。

人と人とはどのように認識を交流させているでしょうか。人の思いそのものは、脳の働きであるので直接にはみてとることはできません。ですから、思っていることを言葉や何らかの表現をすることによって相手に伝えようとします。例えばBさんが思っていることを表現しCさんに伝えると、その表現された言葉からBさんの思いや考えをCさんが受け取って、その思いを受けとめることによってその思いがCさんの思いや考えに影響を及ぼします。さらにCさんの思いや考えをBさんに伝えることによって、BさんもCさんの思いや考えを理解し受け取ることによって、BさんとCさんのお互いがお互いの思いや考えを共有し、互いの思いや考えをそれぞれに自分のものとすることによって互いに影響を及ぼし合うという関係性を持っています。

このように人と人とが独立した一人の人間として向かい合っているといえますが、弁証法的にはこれは「対立」している存在として表現されます。そのように人と人とが向かい合っている（対立物）でありながらも、互いに影響を及ぼし合い、相手の思いや考えを自分の思いや考えとして受け取り、その考えを互いに深め合うという関係性を持ちながら、より関係性の構築が進んでいくというあり方を、互いに相手の性質を受け取るという意味で「相互浸透」するというのです。これが人と人との認識の交流によって、互いに影響し合う構造としての「対立物の相互浸透」ということです。

では、先ほどの保健師が母親とA君の双方に保健師の認識を表現し伝えることによって、母親とA君のそれぞれにどのような認識を受けとめてもらおうとしたのでしょうか。どのような対立物の相互浸透を図ろうとしたのでしょうか。認識の相互浸透による成長、発展を意識して関わったのでしょうか。

それは、まずは、①「保健師の認識と母親の認識との相互浸透」です。保健師のみてとったA君の成長の姿を母親に伝えることによって、母親の認識にA君の育ちを専門職者に認めてもらっている安心感と実際に成長していることでの自信と次なる目標と励みを自ら描くことができる意欲とを創り出せるように、ということを意図しての関わりです。

次は、②「保健師の認識とA君の認識との相互浸透」です。ここでA君に伝えたことは、実際にできたことです。遊んで待っていることができた、少し泣いてしまったけれども泣かずにいようと我慢することができた、そのようなA君の思いに気づいてほしい思いからの言葉かけですし、頑張りを認めることで自ら乗り越えたのだという小さな誇りを育てたい思いからの言葉かけです。

さらに、実際にはできていなかったこともできたこととして伝えました。「お友達と遊べたね」

という言葉です。実際には他の子どもの中で遊んでいたものの、保健師が相手をしていたという意味では他の子どもと一緒に遊んだという体験はしていません。しかし、同じ部屋に他の子どもがいて、同じようにおもちゃでそれぞれに遊んでいたという事実はありますし、A君にもそのことは覚えておいてほしいと思ったのです。

なぜなら、今後の成長発達にとって他の子どもと一緒に遊ぶことができるようになることが近い未来に向けての意識づけになってくるからです。友達なるものの存在に気づいてもらい、やがては他の子どもと関係を創り、遊べる力を創っていけるような力を身に着けてもらいたいとの願いからの関わりといえるのです。

さらに、③「母親の認識とA君の認識との相互浸透」もあります。保健師の思いが母親の思いに伝わり、「偉かったね」という言葉をA君に伝えることによって、A君の思いの中に母親の思いが伝わります。そうした信頼感がA君の成長していく力に確実につながっていくはずなのです。このことは、④「A君の将来像とA君の現実性との相互浸透」を図ることにもなりますし、⑤「A君の将来像を描こうとする母親の認識の現実性との相互浸透」にもつながります。そのすべての関わりが、⑥「保健師の言葉を媒介にしての三者の認識の相互浸透」のあり方として、A君の育ちとA君を育てる母親の育ちに共に向かう姿勢としてつながりあっていく、すなわち、さらなる相互浸透が進んでいくことになると弁証法的には予測できてくるのです。

## 第八節　弁証法とは「自然・社会・精神の一般的な運動性に関する科学」であるとは

以上、弁証法的に対象を捉え、看護を展開するとはどういうことかということを説いてきました。少し弁証法の定義に戻って整理しておくことにします。

弁証法とは「自然・社会・精神の一般的な運動性に関する科学」であるといわれています。ここで「自然・社会・精神の」とはどういうことかというと、この宇宙の、世界のありとあらゆるもの、森羅万象そのもののすべて、ということであり、森羅万象そのもののすべて、言い換えれば「万物」ということです。そのような万物（＝ありとあらゆるもの）の「一般的な運動性に関する科学」である、ということは、この世界のありとあらゆるものは、一般的に運動しているという性質を持っているとして、その運動性に着目し、その過程的構造を体系的に明らかにする学問であるということです。

ですから「対象を弁証法的に捉える」ということは、対象の弁証法性に着目してみてとるということであり、対象の弁証法性に着目してみてとるということは、対象を一般的に運動しているものとして捉える視点でみていくということです。この「運動」という言葉を皆さんが知っている身体を動かすという意味での体育運動なるものとしてイメージしてしまうと、意味が全く伝わらないと思うので、ここはもう少し補った方がよいでしょう。ここで「運動」「運動性」というのは、ありとあらゆるものは「変化」するという性質を持つということであり、『変化』するということは、「生々・生成発展」するということであり、発展だけではなく「衰退」していくということでもあるのです。さらに別の言葉でいえば、「過程性」を持つということであり、「歴史性」を持つということでもあります。

このように過程性を持ち、歴史性を持ってあらゆるものは存在しているのだ、という見方をしていくと、ありとあらゆるものはつながりあって、この世の中に存在しているということが見えてきます。そうした森羅万象のつながり、連関性や歴史性、過程性すべてを含んでの運動というものが弁証法で扱う運動という言葉の意味なのだということを知っておいてください。

事例でのA君の成長発達の一般性をみてとり、人間としての一般的な発達と低体重で生まれて育ちつつある特殊性的な発達とA君家族の中での個別的な発達とを重ね合わせながらみていくことがA君の成長の過程性をみてとることであり、それがこの事例で説ける運動の一般性としてみていくということの視点です。ここで忘れてはならないのは、運動の一般性としてA君の成長発達をみてとろうとする視点と共に、A君の成長発達そのものの現実から一般的にその過程性をみてとろうとする視点です。

事例を通してみてきたように、弁証法というものが弁証法としてある形を持って存在しているのではなく、人間の認識が対象に弁証法性を見出していくのであり、また支援関係においては対象の弁証法性をみてとった上で弁証法的な支援のあり方を創り出していくことが重要なのだということを理解しておいてほしいと思います。

そのためには「弁証法とはどういうものか」ということをまずは知識的にも理解していないと、みてとろうにもみてとることができません。ですから、みなさんには、事実がいかに、変化、運動、発展しているのかのやさしい事例を用いてきました。以上の中身で対象をどのようにみていくことが弁証法的にみていくことなのか、ということを分かりやすく説いてきたつもりです。

それだけにみなさんには、本書から事例に関わっての事実を通して、少しずつでも弁証法的なものの見方や考え方を受けとめつつ、その理解を深めてほしいと思います。

# 第四章　現代看護教育に求められる弁証法的認識論の実力

## 第一節　現代看護教育に求められるものとは何かを問い、それは論理的に思考する実力の養成である

本書は、現代看護教育に求められるものとは何かを問い、それは「論理的に思考する実力の養成」である、として説いてきています。そして、そのためには論理的に学ぶことができるように教育すること、もっといえば、論理的に考えることができるような頭脳活動が可能となるように教育するということが求められるのであるとして、特に弁証法と認識論を駆使してのものの見方、考え方、看護としての対象の捉え方について説いてきました。

なぜ弁証法と認識論を駆使して対象を捉えることが、論理的に考えることができる頭脳活動の養成につながるのかといえば、弁証法といい認識論といい、いずれも対象の論理性を体系的に解く学問といえるものだからです。では、その対象のどのような論理性に着目しているのか、ということも少しは説いておくことが必要でしょう。

まずは、弁証法からです。弁証法については前章に少し説きましたが、その定義としては次のようになります。

弁証法とは、「自然・社会・精神の一般的な運動性に関する科学」であるといわれています。「自然・社会・精神の」とあるように、この宇宙、世界のありとあらゆるものは、一般的に運動しているという性質を持っているとして、対象の運動性に着目して、その過程的構造を体系的に明らかにする学問である、というのが弁証法です。少し余分なことですが、言葉としては、これは全く正しく、ここを訂正する必要は少しもありません。ですが、これを棒読みにしたのでは、学び方としては正しくありません。学び方としては、です。どういうことかというと、「自然・社会・精神の一般的な」とあることに注目してください。これは、宇宙一般ないし世界一般であることは間違いないのですが、学び方としては必ず、まずは自然の弁証法、それから社会の弁証法、そして精神の弁証法が正しいのです。但し、これも「ですが……」となるのですが、学者を目指すのではなく、理論的な研究者あるいは理論的指導者になることが目標ならば、「自然・社会・精神の」一般性で十分に実力がついていくので心配は不要です。しかし、学者を目指すのであれば、これは説いたように順序が大切なのです。少し余分なことを述べたので戻します。

一般的に運動している性質を持っているということはどういうことかをやさしく説けば、私たちの世界のすべてである、ありとあらゆるもの、すなわち森羅万象は「変化」するという性質を持つということであり、「変化」するということは、「生々・生成発展」するということであり、あらゆるものは変化の過程性にある、すなわち「歴史性」を持つものであり、かつ「連関」し合って存在しているものであるということです。

私たちが存在しているこの世界の「ありとあらゆるもの」、ということは、当然に私たちの専門である、「看護」の対象となる「人間」も、そして人間の認識である「精神」も、その人間が暮らしている「社会」も、また、その人々が暮らしている社会を取り巻く「自然」環境そのものにおいても貫かれている性質であるので、弁証法に関する学びを通して、対象となる事物事象の過程性や連関しているあり方（過程的な構造性、構造の過程性）を体系的に問う視点を学び取ることは、論理的に考えることのできる頭脳活動そのものを創ることにつながることになるといえるのです。

続いて認識論についてはどうでしょうか。

認識論とは、動物のではなく、人間そのものの認識とは何かを問うことですが、看護の指導者となりたい場合は、人間の頭脳活動である認識を、歴史的・具体的に探究して、その歴史性、構造性を体系的に解く学問だと思ってください。

ここを分かりやすく説くと、人類の認識がどのように発展してきたのかの人類としての認識の発展過程の論理性をふまえて、人間の一般的な認識の発展過程（誕生時からどのように認識が育っていくのか、発展していくのか、衰退していくのかということ）を論理的にふまえた上で、個としての人間、その人個人の認識の発展過程の論理を説くものであるといえます。

看護の対象となるのは、個としてのその人の認識に着目して、ということが中心になりますが、認識論の学びを通して、認識の一般的な育ちのあり方の論理性という視点を学び取ることは、対象の認識のあり方を見つめる視点を培うことにつながるものであり、これもまた論理的に考えることのできる頭脳活動そのものを理解し、創ることにつながることになるといえるのです。また、論理的に考えることができるような頭脳活動とはどのようなものか、という問いも人間の「認識」活動そのものである、という意味においても認識論の学びの重要性は理解できることでしょう。

ここで論理的に考えることができるということは、道筋だけでなく、そこから筋道を立てて物事を問うことができ、解くことができ、説くことができるということです。なぜ論理的に考えることのできる実力が求められるのかといえば、私たち看護者は変化する社会の中で日々新しい問題に向き合いながら、看護上の課題を解決していかなければならないからです。

なぜそこまで高いレベルが必要なのかというと、道の筋だけでは、「それはこうだ」「そこは違う」といった過程の多くの経験を集めて、「正しく行いましょう」となるのですが、これだけでは社会の変化、人の変化、すなわち時代の変化に対応できなくなっていきます。ですから、道の筋たる物事を、筋を通して新しい道を切り開くことが大切であり、これが研究の第一歩だからです。道筋は経験論（英国の哲学者、ベーコンやロックの学問）、筋道とは、理論的に考えられる頭脳と理解してくれれば、正解です。

看護の対象と向き合った時に、しっかりとした指針を持って、正しい道順のみならず、筋道で物事を解いていく実力をつけておくことが私たちには求められます。それだけの責任が看護専門職者にはあるからです。

そこで、本書ではこれまで、看護という現象の捉え方、ものの見方、考え方を、看護の具体的な場面における関わりの実際から、その時の看護者の思考の過程性から理解し、学び取っていくことを通して、考え方の筋道というものを辿ってもらいたいと考えてここまで説いてきています。具体的な事実を通して、看護として対象の変化をもたらした看護者の実践がどのような思考に導かれたものであったのか、ということを、弁証法と認識論の解説をしながら説いてきています。ですから読者のみなさんには、弁証法的な考え方、認識論的な考え方を基盤として、「看護とは何か」の指針に基づいて思考している、その筆者の認識の道筋をしっかり学び、そこから筋道へと発展できるための看護論なのだ、と理解しながらついてきてほしいと思います。

第二章は認識論を、第三章は弁証法を中心に地域における育児支援での対象との関わりの実際を説いてきました。本章はその続きですが、特に弁証法の法則の一つである「対立物の相互浸透」の論理について、より詳しく取り上げることにします。

## 第二節　看護者の意図的な関わりが創り出す認識の相互浸透

前章の場面では、母親と子どもの育ちに影響することを意図しての保健師の関わりのあり方について取り上げました。具体的には、対象を成長発達させるために保健師がどのような言葉かけをしたのか、それが対象の認識にどのような変化をもたらすことを想定できていたのか、ということについて説きました。

母親の育ちと子どもの育ちを支える関わりを創り出す場面にするには、保健師の目的意識性（対象にこのように育ってほしいという願い）というものを、言葉を介して表現することによって相手に伝えることが必要です。

なぜなら認識は、直接的には目に見えない思い（＝像）でしかないものなので、意識的に言葉で表現することによって相手にその思いを伝え、その思いをどのように受け取ったのかを確かめていくことが求められるからです。前章の例でいえば、「（A君は）車で上手に遊べていましたよ」と母親に伝えることで母親の認識（＝像）にA君が母親と離れて遊ぶことができていた成長の姿として描き出すことを促し、また、母親の認識にA君の育ちを専門職者に認めてもらっている安心感とともに、実際に成長していることでの自信と、次なる目標と励みを自ら描くことができる意欲とを創り出すことにつながっていくということです。

それが、人と人との関わりであり、意図的な関わりが創り出す認識の相互浸透ということになります。保健師と母親、保健師と子ども、保健師と母親と子どもという三者関係の中での認識の相互浸透を意図した関わりが、養育期の家族としての成長というさらなる相互浸透につながっていってほしいとの願いをこめた関わりは、前章の例から理解してもらえたことと思います。

このような人と人とが向かい合っている（弁証法的用語でいうところの）「対立物」でありながらも、互いに影響を及ぼし合い、相手の思いや考えを自分の思いや考えとして受け取り、その考えを互いに深め合うという関係性を持ちながら、より深い関係性の構築が進んでいくというあり方を、互いに相手の性質を受け取るという意味、すなわち自分たちの互いの認識を、自分たちが互いに理解していく、理解してもらえる中身を、弁証法の理論的な言葉として「相互浸透」するというのであり、それが人と人との認識の交流によって互いに影響し合う構造としての「対立物の相互浸透」であると説いた、前章の解説から理解してください。

## 第三節　認識の相互浸透がおきるには条件がある

では、この事例でみたように看護者が対象者に言葉をかければ、「対立物の相互浸透」がおきるといえると簡単にいってよいのでしょうか。答えは否です。人と人が向き合って話をしたら相互浸透が図られる、というような、そんな単純なことではないのです。認識の「相互浸透」がおきるにはそれだけの条件があるのだ、ということを理解してもらう必要があります。ここが実はとてもとても大事なところです。

まずおさえておくべきは、看護者が対象者にどのようになってほしいと思っているか、という看護者自身の目的意識性です。対象者の成長の姿を思い描き、その未来像に向かって成長を促すために、今、どのような言葉をかけることが、その未来像につながる対象者の認識（＝像）を創り出すのか、ということを明確に思い描いていることが重要になってきます。それが「看護とは何か」に貫かれた実践であるという論理性であるからです。看護者には「なぜ、何のために、いかにして」の問いが常に常にその思考の中にある、ということであり、なければならないということでもあります。

先の例でいえば、子どもの今後の成長を思い描いた保健師の認識の表現としてA君に対しての「車やおもちゃで遊んだね。泣かずに待っていられたね」の言葉かけであり、その保健師の言葉を受け取ったA君の「うん！」という表現であり、その嬉しそうに小さな自信を持った様子でうなずく姿を保健師がみてとって、今後のA君の成長に確かにつながることを判断している、それによってよりいっそう対象理解に関わる保健師の認識も創られ、次なる関わりの言葉を探っているという、相互の関係性が生まれているというようにみてとることができるでしょう。

もちろんA君の育ちに関わる相互浸透の現実は、保健師との関わりの一場面での瞬間だけではありません。母親との関係性や父親との関係性、家庭内での育ちのあり方、その中での生活文化との相互浸透が大きく影響を及ぼすことになります。そうしたA君の育ちの環境の中での相互浸透の現実をアタマの中に描きつつ、その時、その瞬間のA君との関わりの場面をいかに創るのか、育ちにつなげていくのか、という発想がある、ということが専門職者のアタマの中身になってくるのであり、それがA君の育ちという一般性をふまえての思考の道筋ということになるのです。

そして、さらに人と人との（認識の）相互浸透には重要な条件があります。それは何かといえば、互いに心を開いている、というより開こうという思いになっているということです。簡単にいえば、信頼できる看護者の言葉は対象者の心に届くということであり、そうでなければ対象者の心に届かないばかりか、対象者の本当の思いも受けとめることができず、結果として互いの認識を分かり合うことはでき難いということになるのです。ですから、相手の心に届く言葉にできるかどうかは、その言葉を伝えるまでの関係性をいかに創っているかにかかっている、ということでもあるということができますし、それこそが看護の鍵になる技術であるといえます。

では、その技術はどのようにしたら身につけることができるのか、それは認識（＝像）として対象の感情像をみてとり、働きかけることができるようにするための認識論の学びが役に立つということになります。看護にとっての弁証法と認識論の学びの意義はここにもあるといえるのです。

## 第四節 「対立物の相互浸透」の基本を日常の具体例で学ぶ

さて、ここまで説いてきたことから、弁証法の「対立物の相互浸透」について、みなさんにはどのように理解できてきているでしょうか。実は人と人との互いの認識の「相互浸透」というものをいきなり理解するのは、ここまで説いてきているように本当は難しいことなのです。それでも看護者にとっては欠かせない重要なことなので理解をしてもらいたいと願っています。

そのためには、まずは分かりやすい例で「相互浸透」ということを理解しておくことが必要でしょう。そこで、基本の学びに立ち返って、認識ではなく実体のあるものを例として、料理を例に説いてみます。

みなさんは「おじや」を作ったことはありますか。風邪をひいたりお腹をこわしたりして食欲がない時に卵おじやを食べた経験はあることと思います。どのようなものだったか思い描いてみてください。この卵おじやはどのように作るかというと、とても簡単です。水を沸騰させてご飯とネギなどのちょっとした野菜を入れ火にかけます。ご飯がほどよく崩れてお湯と混じり合い、水っぽさがなくなってフツフツとなるまでコトコトと煮ます。最後に火を弱めて溶き卵を流し入れてかき混ぜれば完成です。この時の水（お湯）とご飯はそれぞれ独立したもので「対立物」とみなすことができますが、これを火にかけてコトコトと煮ることによってご飯にお湯が浸透し、お湯にはご飯が煮崩れて浸透し……と互いに互いの実体としての性質を受け取りつつ変化して、さらに卵とも浸透することによって新たなものとして、単なるご飯でもなくお湯でもなく卵でもない、それぞれの素材とは別物になった一体感のある食べ物として卵おじやというものができ上がります。

これがまずは日常的な例で学び始める時の「相互浸透」の実際の具体例の一つであると思ってもらってよいのですが、さて、ここで先ほどの条件なるものに相当するのは何だと思いますか。それは、まずは前提としてご飯（すでに水と米が相互浸透して炊き上がっているもの）には水やお湯と浸透する性質があるということであり、卵も溶き卵にすることでおかゆ状のご飯と浸透できる性質があるという、それぞれの素材の特性が相互浸透の条件であるといえます。

また、もっと大切なのは、その素材どうしの相互浸透をどのように作り出すかの条件です。それには、ほどよい火加減が大事であり、そのでき上がりを左右するものです。水とご飯と卵がどうすればおじやになるかと少し思い描いてもらえれば、ほどよく熱を加えるということが欠かせないということに気がつくことと思います。そうです。ここでの条件とは、ほどよい熱によって変化がもたらされる、ということです。

その熱の加え方も重要です。強くしすぎればすぐにお湯が沸騰、蒸発してしまってご飯とお湯が浸透する前に焦げ付かせてしまうかもしれません。弱すぎればいつまでたってもご飯が煮崩れないということになるかもしれません。材料のご飯の固さによっても火加減や水の量、コトコトと煮る時間も変わってくるので、その条件を見極める目が必要ということになります。

また、最後に溶き卵を入れる時の火加減はもっと大変です。強火でいきなり卵を入れると卵がすぐに凝固してしまい、卵おじやではなくかき玉汁のようになってしまいます。つまり、水とご飯と卵との相互浸透の結果としての卵おじやになるには、それぞれの対象の特性に合わせての火加減という条件を整えてはじめてうまく完成にいたる、ということになるのです。

いかがですか。少しは具体的なイメージとしての相互浸透と、相互浸透できる条件も重要なのだということが理解できたでしょうか。人と人との認識の相互浸透が図られるのもここでいうところの熱に相当するものがあるはずだということとの理解に少しはつながってきたでしょうか。

人と人との認識の相互浸透の難しさはそこにあるのですが、看護者にとっては対象者にケアを通してよい変化、すなわち回復過程への導きや健康増進、成長をもたらすことを願っての関わりであるので、対象との関係構築のあり方が認識の相互浸透の質に影響を及ぼすということは十分に理解しておく必要があるといえるのです。

## 第五節　認識の相互浸透が図られなかった看護者の言動

このように説くと、それは分かっています、という声が聞こえてきそうですし、理解できているというみなさんの顔が浮かんできそうです。しかし、そうとはいえない現実があるのも残念ながら看護界の実際なのです。そこで、続いては、認識の相互浸透がうまく図られなかった事例を紹介することにします。

一つ目の事例は、看護者の言葉が患者にどのように影響を及ぼすか（相互浸透するのか）が理解できていなかった看護者の言動が、患者の心をふさぎこませることになり、結果として患者が看護者の言葉を受け入れなくなってしまった例です。

七十歳代の女性Ｉさん、自宅室内で転倒し大腿骨頸部骨折で救急搬送され、人工骨頭置換術を受けることになりました。幸いなことに内科的疾患もなかったため順調に予定どおり手術がなされて術後の経過も良好でした。術後四日目、膀胱留置カテーテル抜去後はじめての夜を迎えた時の出来事です。カテーテル抜去後は車椅子でトイレ誘導が必要のため、尿意を感じた際にはナースコールで看護師を呼ぶことになっていました。その夜は尿意が頻回にありました。Ｉさんは看護師に申し訳ないと思いながらナースコールを押し、トイレに連れていってもらっていました。その時の会話です。

Ｉさん「すみません。トイレ行きたくなってしまって。お願いします」

看護師Ｅ（少し強めの口調で）「あなた、トイレの回数多いわね。いつもそうなの？」

Ｉさん「……。すみません……」

翌日になってからＩさんはその時の思いを話してくれました。

「痛くて辛くて……。トイレ何度も申し訳なくて……。やっぱり何度もお願いするのが迷惑だとその言葉から分かったから我慢しなくちゃと思ったけれど……。でも行きたくなればナースコールでお願いしなければならなくて……。そんな風に言われて辛くて……。涙があふれてきて……。ますます辛くなってしまって……。もうあの看護師さんには頼まない、頼めない……」と。

看護師にどのような意図があったのかは分かりませんし、何の意図もなかったかもしれませんが、少なくともIさんにとってはトイレに行くことを非難されたと捉えることになってしまった言動であったことは確かなことです。結果として、もう「あの人には」何も言わないことにしようと決めてしまったIさんなのでした。

ここから分かることは、人と人との認識の相互浸透は、相手の言動のあり方によって思いもかけない拒絶という浸透にもなりえるということです。しかし、本来の看護者と患者との関係においてはそのようなことはあってはならない、ということは理解できることと思いますし、では、どうありたいかということはみなさん自身に考えてほしいと思います。

心と心が浸透するほどの言葉を伝え合うことの難しさを分かるとともに、それを実現するための「ほどよい熱」に相当するものをどのように関係性の中で創りあげたらよいのか、ということを考え続けられるみなさんであってほしいと願っています。

## 第六節　実習生と患者の関わりの場面にみる相互浸透

続いて二つ目の事例です。看護実習生と実習指導者、そして指導教員の認識のすれ違いによって実習生への教育的な関わりにならなかった例です。

少し長くなりますが、まずは実習生と患者さんとの関わりの場面からみていくことにします。この実習生と患者さんとの関わりは互いの認識が相互浸透している実例として読み取ってください。

実習生の受持ち患者Fさんは七十歳代男性、胆嚢癌、癌性腹膜炎の診断で、肝機能と膵機能が低下しており、腹水や下肢の浮腫があり胸水による呼吸苦もある状況でした。症状の悪化に伴う苦痛や不安が軽減、緩和されるようにという支援とともに、ご本人が最期の時をどのように過ごしていきたいか、その望みを尊重しながら安寧を優先しての支援の方針が立てられていました。

実習生受持ち四日目の関わりは次のようなものでした。午後になって嘔気・嘔吐あり、痰の吸引刺激によって胃内容物も多量に引かれたため胃管カテーテルを挿入し排液することになり、そのための処置がなされました。

Fさんは不安そうに看護師の準備する手元を見つめています。実習生は看護師と反対側の枕元に立って、嘔吐と吸引で苦しい体験をしたその直後に、はじめての胃管カテーテルによる処置をすることになって、苦痛や不安な思いが強いのではないかと患者さんの思いを想像しながら、その様子を見守っていました。

看護師がカテーテルを挿入後、「しばらくこのままにしておきますね」と立ち去ろうとすると、Fさんは「このまま（ここに一人で）……」と不安な様子をみせられました。そこで実習生は次のように声をかけました。「管を入れている間、私がそばについていてよいですか。何かあればすぐに私に言ってくださいね」と。その時の思いは、患者さんの不安も強いだろうし、身体を動かすことができないために誤嚥や呼吸困難を起こすかもしれないから目が離せないし、何よりそばについていたいという思いでした。

その言葉に対してFさんはうなずいて、実習生がその場にいることを承諾されました。その後もFさんは痰がからみ呼吸苦の様子があり、時々急に「ううっ」とうなるような声をあげられていました。実習生は、そばで胸部、腹部をゆっくりとさするようにしながら傍らにいました。痰の喀出、胃からの流出がよくなるように不快症状が少しでも緩和されるようにという思いをこめて優しくFさんに触れるようにしていました。その一方で、手を胸部や腹部にあてることでかえって苦しくなってしまっていないかとの不安もあったため、「こうしてさすっているとかえって苦しいですか」と聞いてみました。

するとFさんからは「いいや、いいよ」とその行為を受け入れている様子での答えがありました。実習生はその言葉から続けてよいということだろうか、と受けとめ、今の状況も伝えていく方が不安や苦痛が少なくなるのではないか、との思いから次のように伝えました。「胃からはまだ出てきていますよ。こうしていると少しずつお腹の張りも楽になると思いますよ」と。

するとFさんは「足は動かしてもよいのかね」と苦しい様子で聞かれました。同一体位が続いていることで苦痛が増していたことにその言葉から気づかされた実習生は、「大丈夫ですよ。同じ位置、姿勢だと辛いですね。足の向きを変えますね」と答えました。

その後は、Fさんが足を「伸ばして」「曲げて」と指示されるのに応じて、「伸ばしますね」「曲げますね」と声をかけて、下肢を動かしながらその場に居続けました。Fさんは「うん、いいね」「伸ばして」「曲げて」と指示されていましたが、結局「なんにしてもつらいね」と、そのだるさと辛さを訴えていました。

足の浮腫が強く冷感も強い状況は足に触れることで実習生にも敏感に伝わってくることであり、循環がうまくいかないことでさらに身のおきどころのない不快感があるのでは、と思った実習生は、温かい手を添えることでせめてもの心地よい刺激になればとの願いからFさんの足を包むように手を添えるようにしながら、さするようにしながらゆっくりと動かすように心がけて触れていました。

そのような関わりを続けていた中で、ようやく管からの流出もほとんどなくなり、また本人の苦痛も強いということから胃管カテーテルは抜去されました。

実習生は少し前のFさんの言葉を思い出しました。少し前に水を飲みたいと言っていたな、口ものどの奥も気持ちが悪いだろうし、との思いから次のように聞いてみました。「お水をお飲みになりますか。こちら（吸い飲み）に氷を入れてきましょうか」と。

するとFさんは「氷を入れてコップの方で飲みたい」と言われました。そこですぐにコップに氷水を準備し、ベッドの頭部側を挙上して体位を整えてコップを手渡しました。Fさんは震える手でコップをやっとつかむようにしながらも、ゴクリゴクリとのどの音をたてて満足そうに水を飲んでいました。

そして、「ああ、おいしい。気分がよくなったよ」と、先ほどとは全く違う、信じられないような明るい声で言われました。その言葉を受けて実習生は、気分の悪さがなくなってよかったと安心しその思いを伝えました。「よかったです。ベッドを下げて少し休まれますか」と確認すると、Fさんは「うん、少しうとうとするよ」と言われました。

病状を考えればとても疲れたに違いないことは想像できます。そこで実習生は「そうですね。少しゆっくりなさってください。お疲れになりましたよね」と伝えました。

Fさんは、「あんたこそ、ごくろうさん。ありがとう」と、優しいまなざしで実習生と目を合わせ、片手をすっとあげられました。それに対して実習生は「こちらこそ、ありがとうございました」と伝えて退室したのでした。

## 第七節　実習生と実習指導者、教員の認識のすれ違い

実習生と患者さんとが過ごしたささやかな看護の場面ですが、病室での関わりの様子が想像できたでしょうか。患者さんの不安や苦痛の強さを感じて何かできることはないか、少しでも不安や苦痛が取り除かれるように何かをしたいと思い、そばにいた実習生の姿が想像できるでしょうか。

急変することが怖くてそばを離れて一人にすることができなかった思いでもあり、何かをしたい、でも何かをすることで患者さんが快になるか不快になるかその確かさがない不安の中で、実習生なりに懸命に患者さんの声に耳を傾けている姿、患者さんの声に応じようとしている姿を感じ取ることができるでしょうか。また、Fさんもそのような実習生の姿やその気持ちを受けとめての「あんたこそ、ごくろうさん。ありがとう」という言葉につながっているという関係性を感じ取ることができるでしょうか。

実は、このような関わりがあったその日の夜に、Fさんは急変され亡くなられたのでした。翌日の朝に前夜の状況を知った実習生はどのような思いを抱いたことでしょう。

「昨日の関わりが最期の時だったんだ……、関わりの場面が思い起こされて……」「ショック……どのように受けとめたらよいのだろう……」、そんな思いになっていました。

少しこの実習生の心の内を想像してみてください。そして、どのような言葉をかけたらよいか、考えてみてください。

ここからは、実習生と指導者、そして指導教員の認識のすれ違いによって実習生への教育的な関わりにならなかった例としての本題です。

指導者Gさんからの言葉は、実習生にとって衝撃的なものでした。Fさんは亡くなられたという事実を伝えると「次はどの患者さんがいい？」と次の言葉が続きました。

実習生は言葉を失い、何も答えることができずにいました。その時の思いは、「ええ、どういうこと、まだFさんのことで頭がいっぱいで何も考えられないのに……」「どうしたらよいの……」というものです。「そんなにあっさり切り替えるなんて無理にきまっている」としてその心ない言葉に怒りさえも湧いてくるようでした。しかし、その一方で実習生にとってはそれまでの指導者の姿勢には信頼している思いもあるため、指導者なりに学生の受持ち患者を何とかしなければ、まだ一週間も実習期間があるので学生のために次のことを考えなければ、という実習生を慮っての言葉であるのではないか、ということも想像できました。

ですから、実習生には何をどのように考えたらよいか分からないままであったとはいえ、Fさんが亡くなられた悲しみや次を考えなくてはならない辛さやそんな指導者の言葉への怒りや……といった様々な思いが渦巻く中でも、「それならそれで、その言葉に応じてやろう」という強い気持ちも湧いてきました。そのため、それが看護というものであるなら、それを学ぶことが実習であるならば、涙を見せずに次に向かおう、という強い気持ちを奮い立たせることにしました。そこで、指導者Gさんの優しい口調での「この人にする?」の問いかけに、実習生は様々な感情をすべて封印して素直に答えました。「はい、お願いします……」と。

その後は心を無にすることだけに徹して、とにかく新しい患者さんのカルテに向き合い必死に記録を埋めるという作業に努めたのでした。なぜなら、ふとするとFさんとの最期の場面が思い出されてきて涙しそうになってしまう自分に気づくことになってしまうからです。

そうではない学びを求められているのであればそれに応えなければ、という実習生としての必死の思いです。

そのような中、教員が病棟にやってきました。その場面を見た教員は何と言ったでしょうか。その言葉もまた実習生にとって衝撃的なものでした。「あなた、何しているの!」と怒った口調です。教員の思いはこうです。「何をしているの、Fさんの振り返りもなく次の患者さんの情報収集に夢中になるなんて、看護を何だと思っているの、記録を埋めることが実習ではないのよ、なんて心の薄い学生なの、とんでもないことだわ」とそれまでの実習生の姿勢に対する好評価があっただけに、教員なりに思い描いていたことと異なる姿をみた衝撃から厳しい言葉を実習生になげつけることになっていたのです。

その言葉、その様子を受けとめた実習生はどのような思いになったでしょうか。もう言葉も出ないというより、言葉がないという真っ暗闇の中にいる思いです。様々な受けとめきれない思いが渦巻きすぎて心を閉ざすしかなかったといえる状況におかれてしまったのでした。

## 第八節　教育実践、看護実践において求められる相互浸透の論理の学び

ここで実習生、実習指導者、教員のそれぞれの思いは、なぜすれ違ってしまっているのでしょうか。今回のテーマである人と人との認識の相互浸透は、どのようにして相互の関係性として創られていくことになるのでしょうか。逆にいえば創られない状況になってしまうといえるのでしょうか。

ここからいえることは、実習生、実習指導者、教員ともに、それぞれの思い（＝像）があるということであり、その思いは表現しないと相手に伝わらないということであり、その表現された言葉から伝わったものが相手の心に影響を与えるということです。また、人は思いを表現するとは限らないのであり、言葉にすることができない思いもまた抱えているのだということです。

そのように人と人とは目に見えない認識（＝像）をそれぞれに抱えて向き合っているのですから、単純に言葉をかわせば「相互浸透」がなされるとはいえないということになるのです。

ですから、大事なことはやはり看護の目的であり、この場合でいえば実習生を育てるという意味での教育の目的がどのように意図されているか、ということが問われなければならない、ということです。そのために、どのように「相互浸透」がなされるのか、という人間の認識の相互の

関係性を理解した上で、どのような言葉を相手に伝えることが、相手を、この場合でいえば実習生を育てることにつながるのか、と問いかけていかなければならないということです。それが弁証法の「対立物の相互浸透」を本当の意味で学び取るということであり、看護実践に活かしていくことの意義になってくるのです。

では、この事例でいえば、どのような思いを共有することができれば実習生にとって有意義な指導者と教員の認識との相互浸透が図られるということになったといえるでしょうか。どのような思いを共有すればよかったのでしょうか。

そこには、最期の時を支えた看護のあり方というものを対象者の立場から振り返りながら、その場面を看護としてどのように意味づけていくかを考える機会があったはずです。そこには「看護者としての」思い方を学ぶチャンスがあったはずであり、どのように受けとめたかを受けとめる学びの機会の重要性があったはずなのです。

それが看護者としての人間観、看護観、倫理観を共有する教育というもののあり方であり、実習という経験から看護者の育ちを導くことにつながることであるといえるのです。

以上、看護においても教育においても、対象者との関係を創りあげることがいかに難しいかということと、そしてそのことがいかに重要であるかということを、弁証法の「対立物の相互浸透」の論理から考えてみました。

認識の「相互浸透」がどのようになされるのか、ということを理解できてきたみなさんには、次のナイチンゲールの言葉がこれまでとは異なった意味を持つものとして心に響き届くのではないでしょうか。

……この世の中に看護ほど無味乾燥どころかその正反対のもの、すなわち、自分自身はけっして感じたことのない他人の感情のただなかへ自己を投入する能力を、これほど必要とする仕事はほかに存在しないのである。――そして、もしあなたがこの能力を全然持っていないのであれば、あなたは看護から身を退いたほうがよいであろう。看護師のまさに基本は、患者が何を感じているかを、患者に辛い思いをさせて言わせることなく、患者の表情に現われるあらゆる変化から読みとることができることなのである。

（F. Nightingale：Notes on Nursing（1860）『看護覚え書』前出）

このナイチンゲールが説く「自分自身はけっして感じたことのない他人の感情のただなかへ自己を投入する能力」を弁証法と認識論、もっといえば弁証法的認識論から学び取り、身につけていくことが、真に実力ある看護者として育つためには何よりも求められることであり、これからの看護教育に欠かせないものであると確かにいえるのです。

# 第五章　弁証法と認識論が分かるための頭脳活動の養成過程

## 第一節　現代看護教育に求められる弁証法と認識論

本書では、現代看護教育に求められるもの、それは弁証法と認識論の実力である、として、真に実践力のある看護者になるために必要な学びのあり方、教育のあり方について説いてきています。

看護の対象は、生まれたばかりの赤ん坊から最期のときを迎える高齢者まで、あらゆる発達段階にある人々であり、その人々は、その人なりの成長発達そして衰退という人生の中でのある時を過ごしている存在であるので、看護者としてその人と向き合う時に、一般的な人間としての変化（成長発達衰退）の過程性とともに、その人なりの変化（成長発達衰退）の過程性がある存在として捉えることが求められる、というのが弁証法的な考え方ができるようになるための学びの必要性でした。

また、看護の対象となる人は、その人なりの心の働きがあり、その心のありようによって健康や病状のあり方、回復過程のあり方に影響を及ぼすため、心を看る（看てとる）ことのできる看護者であることが求められる、そのためには心の働き＝認識についての学びが必要であるということでもありました。

認識とは、その人がその人の脳に描く「像（感情像）」であり、その人の個性的な脳の働きとして創り出されるものであり、「像」とはその人の脳がその人なりに形成する物を感情的・感覚的に捉えていくかたちや姿、すなわち、心に思い描いた姿であるだけに、他人にとっては直接にその「像」をみてとることができません。ですから、「その人の思いに寄り添う看護」「その人の思いを尊重する看護」「その人の持てる力を引き出す看護」を願う看護者にとって、その心的な「思い」をみてとることがとても重要であるにもかかわらず、その「思い」をみてとることはとても難しいのです。それだけに、端的には思い＝認識＝像であることをしっかりと分かる学びが必要である、というのが、認識論の学びの必要性として説いてきたことです。

ここを簡単にまとめて説けば、「感情像」とは感情が「心」の象（カタチ）として形成されているものであり、その「心」の象（カタチ）は感情とともに規範や道徳として形成されているものです。すなわち、心で想っている実質の象、つまり心で想っている象（心の底からの思い）、それが象となっている感情なのです。そして、それらが、アタマの中にたくさん散らばっているだけに、それらを言葉としてまとめてはなかなか表わすことができないのです。なぜなら、言葉は心として群がっている感情を表現するにはとても幅が狭い、限界があるものだからです。

その認識＝像というのは、具体的にみなさん自身の「思い」というものを思い浮かべてみてもらえれば分かるとおりに、ある固定した像＝写真や絵などではなく、時々刻々と変化しているといった単純さではなく、つまり、変化するだけでなく変化しつつ積み重なっていったり、消え去っていったりするものであり、かつ、その変化しつつ積み重なる像も消え去る像も、すべて感情をともなう「感情像」であるだけに、変化の過程性にある認識を捉える弁証法的認識論の実力が求められるということも、ここまでの具体的な事例の中で説いてきたことでした。

これまでに説いてきた事例に関わる看護者の弁証法と認識論を駆使しての対象の捉え方、関わりのあり方の実際から、読者のみなさんが、弁証法と認識論の実力の養成が看護実践力の養成と向上につながるものであるとして理解できてきていることを願っています。

前章は、特に弁証法の法則の一つである「対立物の相互浸透」についての基本的理解をふまえた上で、看護者の意図的な関わりが認識の相互浸透を創り出す支援になり得るとしながらも、その相互浸透がおきる（相互浸透をおこす）には条件がある、と指摘しました。それは何かといえば、簡単には、お互いの心が浸透し合うには、お互いの心が開いていることが必要である、ということでした。対象者が心を閉ざしていたならば、看護者からの言葉は、その心＝認識には入っていかないのです。ですから、対象者との関わりにおいて、その関係構築のプロセスが最も重要であり、そこにこそ看護の技術としての心に伝える対話の技術が求められるということになるのです。「対象との信頼関係の構築」が必要であることは、看護を学ぶ誰もが言葉では知っていることですが、それを単に分かっています、と済ませるのではなく、学問的というより理解が深くなるためには、そのことの意味を認識論的に解明しておくことが求められるといえるのです。

以上のことを知識としてだけでも、まずは知っておいてもらいたいと思います。そして、知識として知り、理解することができた上で、これまでの具体的事例を通して、「感情像」として、「なるほど弁証法的に、認識論的に対象を捉えることで、対象の変化の過程性を創り出し、認識の変化を創り出すことができている、それが看護の現実を創り出しているのだ」と実感として描くことができるようになることを目指してほしいと思います。

## 第二節　「知識」で分かることと「感情像」として分かることとの違いとは

なぜこのようなことを説くかというと、「知識」で分かることと「感情像」として分かることとは事実的にも、論理的にも大きな違いがあるからです。そして真に看護としての実践につながる理解というものは、「感情像」としての理解であるはずだからです。

難しくなったので、少し日常の具体例で考えてみましょう。例えば、「桜が満開で綺麗でしたね」という会話があったとします。青空の中、満開の桜が咲き誇る川沿いの土手を歩いて、桜を眺めて過ごす時を持った人は、「本当に！　綺麗でしたね！」と生き生きと答えることでしょう。

一方、テレビで桜の開花を放映されたものを見ただけの人は「そうですね。綺麗でしたね（綺麗だったそうですね)」という感情的には浅い答えになってしまうことと思います。これが、生き生きと自分で創った桜の像を重ねたものと知識で創った像との違いであり、満開の桜を知識で分かることと感情像として分かることとの違いです。

以上の簡単な例をふまえて、看護の学びにおいて具体的に考えてみることにします。ある講座での受講生との会話で、以下のようなことがありました。相手の認識＝像をみてとる実力が倫理的な看護実践において不可欠である、ということを考えるために、ある例をもとに考えてみた講座での場面です。長時間の手術を終えた高齢女性が、その人自身の創り出す認識＝像そのものによって脅かされる事例を紹介しました。

それは、術後一日目の夜に、「コワイ」「帰る」と叫び暴れ、点滴を自己抜去してしまった事例でした。その高齢女性が翌朝になって看護者に次のように言いました。

「昨夜は夢をみていたみたいで、変になったようだ」「昨日は天井に蛇がたくさんはっていて、本当に怖かった。今もあそこにいる、あなたには見えない？」と。

そのような対象者からの言葉を受けて、あなたならどのように言葉をかけますか、かけたらよいでしょうか、ということについて考えて受講生に答えてもらったのです。手術前のその人は認知機能の低下は認められていなかったため、術後せん妄の状況にあったと考えられますが、「あなたには見えない？」と切実な目をして訴えられたなら、看護者としてのあなたはどのように答えたらよいでしょうか、ということを問いかけたところ、新任期にある真面目な看護者であるH

さんは次のように答えてくれました。

「そのような時は肯定も否定もしてはいけないと学校で習いましたので、〝そうですね〟と受容します。そして話題を変えて散歩に誘うなどします」と。

いかがでしょうか。これが知識として知っている、ということのよい例です。つまり、「そのような時」つまり高齢者が現実とは異なる妄想と思われるような言動をしている時、ということだと思いますが、そのような時は、「肯定も否定もしてはいけないと学校で習ったので」、肯定すなわち「見えます」とも否定すなわち「見えません」とも言いません、「そうですね」と受けとめてから話題を変えます、という看護者の対応をするのがよいと考える、という答えです。「受容することが大切」という知識を使って対応したということもみてとれます。

優秀な看護師さんが知識として学んだことを、しっかりと知識として理解し、その知識を活かして実践しようとしている姿勢はよいことですし、表面的には正しいようにみえます。しかし、ここではあえて、果たして看護者の対応としてそれでよいのでしょうか、と読者のみなさんに問いかけたいと思います。「肯定も否定もしない」あり方は、本当に「対象の心に届く言葉になっているのでしょうか、看護することになっているのでしょうか」と筆者には思えるからです。

「コワイ」「昨夜は夢をみていたみたいで、変になったようだ」「昨日は天井に蛇がたくさんはっていて、本当に怖かった。今もあそこにいる、あなたには見えない？」という訴えから受けとめるべきことは、その言葉そのものではなく、その人が思い描いている認識＝像なのではないでしょうか。自分の描きだした像に脅かされて不安になっている対象者を看護するとはどういうことか、ということから考えてみると、みなさんにも単に知識で覚えた「受けとめる」では通用しないことがすぐに分かることと思います。

それでは、このような知識での理解ではなく、感情像として理解するというのはどういうことなのでしょうか。この事例では、この対象者の思い描いている像＝感情像として、真っ暗闇の部屋の中で天井に蛇がはっている、そのような像が頭に浮かんでいるということをまずは想像してみてください。そして、ベッド上で真っ暗な天井にはっている蛇に襲われる恐怖におびえながら天井を見たくない思いにかられながらも、見ているしかなかった対象者の姿を想像してみてください。

そうすると、「そんな部屋の中で天井を見ているしかなかったこの方はどんなに怖かっただろう、どんなに逃げ出したかっただろう」という感情が湧いてくるのではないでしょうか。それが「感情像」、ということです。その思いを対象者に伝えたいと思えてくることと思います。そこで、そのような思い＝感情を受けとめた上で、その怖かった思いはしっかりと受けとめましたよ、という看護者の思いを伝えるために、「それは怖かったですね」という思いを言葉にして伝えようと思うと、おそらく真に感情を伴う言葉が自然に生じてくることと思います。そうした本当に対象者の思いを受けとめての看護者の言葉というものは、きっと対象者の心に届く言葉になってくることでしょう。

このことは、認識論的には、対象者の感情像を自らの感情像として、つまり自分自身の出来事として描くことができているか、ということです。自らの感情像として対象者の像に二重化してみると、単純には否定の言葉、「見えないですよ」と現実をただ伝えればよいはずではない、という思いになるはずです。しかしだからといって、現実には存在していないので「見えますね」という肯定もできない、どうしたらよいだろうか……として言葉を選び、対象者に伝える、それが正しい看護者としての思い方であるといえるのです。

単なる知識から、「肯定も否定もせず受けとめるのがよいことだ」として「そうですね」と伝えるのと、対象者の感情像を受けとめてから、肯定も否定もできないが看護者が感じた対象者との共通の思い、「あなたの認識＝像にはそのような状況が見えていたならば、さぞ怖かったことでしょう」という思いを受けとめての、「そうですね」の言葉になることと思います。

知識で知った「そうですね」という言葉と、感情像として自分で実感できた「そうですね」では全くその思いの像が異なるのです。そして看護者の認識＝感情像が違うということは、その認識を表現した言葉の響き、伝わり方が異なってきてしまうのであり、それを対象者は敏感に察知して、結果として心を閉ざし「この人には言うのはよそう」となって、看護者が目指していたはずの信頼関係の構築ができ得ないということになってしまいかねないのです。

## 第三節　『学城』「巻頭言」に学ぶ弁証法的な頭脳活動になるための過程性

以上のような、日常の具体例や看護に関わる具体例であると知識（文字・文章）ではなく像（感覚像・感情像）として理解できやすいことと思います。一方で、論理や理論、学問に関わることとなると像として理解することはとても困難なことです。しかし、看護を単に看護者になるために学ぶのではなく、看護学としての発展に寄与することができるような看護者になりたいと願って学ぶのであれば、論理や理論、学問に関わる基本的なことはしっかりと学び始めておくことがとても大事です。

『学城』（現代社）の読者であれば、学問への道を目指したい思いは描くことができているかもしれませんが、では、どのように歩んだらよいのか、ということを描くことはこれまた困難でしょう。しかし、『学城』誌にはその道筋も実はしっかりと説かれているのです。しかしながら、説かれているにもかかわらず、説かれたことについて理解が及ばなかったり、単に読み物として読み通してしまったり、という現実があるかもしれません。

そのためここでは、その学びの道筋を示してくれている論文を取り上げてみます。それは、『学城』第十三号所収の南郷継正先生による「巻頭言――改めて大志を抱く諸氏に」です。

どのように読みとることが、学びの過程として求められるかということを理解してもらえるように、筆者自身の詳読していった過程を、感想として記した文章があるので、少し気後れがしないでもないですが（読者の参考になればとの思いで）感想文のまま示し、みなさんに読んでいただくことにします。

題して、「『学城』第十三号「巻頭言――改めて大志を抱く諸氏に」を読んで――「巻頭言」に学ぶ弁証法的な頭脳活動になるための過程性」です。

## 第四節　『学城』第十三号「巻頭言――改めて大志を抱く諸氏に」を読んで

『学城』第十三号「巻頭言」を読み、その中身をしっかり理解しようと読み込むほどにその一言一言、一行一行に深い深い意味とその弁証法性がみてとれるように感じ入ることになり、それを私自身の学びの過程性として記しておかなければ、と思うようになりました。そこで、この「巻頭言」をどのように読み取ったのかということを自分自身の頭脳の働きを意識化するために言葉にしてみようと思います。

まずは、「巻頭言」は『学城』が何を目指すものなのかがしっかりと示されるところからです。それは、①学問は「体系化」をなすものであり、「後世に残るレベルで価値ある学として成される」には、その「体系化」が可能となるための研鑽が求められるということです。そして、②学問の「体系化」が可能となるためには、「弁証法的な論理能力が必須となる」ということを改めて確認しています。

それが〃なぜなのか〃ということも本当は、「弁証法的唯物論」の立場からの世界の見方から、学問的な立場から考えおこしておきたい、そこをしっかりと分かって読み進めなければならない大事なところですが、ここで足踏みをしていると次に進めなくなりそうなので、まずは「弁証法的な論理能力が必須となる」ということからしっかりとたどっておくことにします。

「学問の体系化を果たすにはまず第一に、弁証法的な論理能力が必須となるが、そもそも弁証法的な論理をモノにできる頭脳の働きが可能となるには、次の四重もの研鑽をしっかりと積んでいく必要があることを知ってほしい。」

この文章をともすると分かったつもりで「次の四重もの研鑽」とは何だろうと次に読み進めてしまいそうですが、実はここではまず、①「学問の体系化を果たすにはまず第一に」、②「弁証法的な論理能力が必須となるが」、③「そもそも弁証法的な論理をモノにできる頭脳の働きが可能となるには」の一言一言をしっかりと理解してかからなければならないと思わされます。特に「弁証法的な論理をモノにできる頭脳の働き」というところです。

弁証法を分かるためには、弁証法的な考え方ができるようになるには、というようにこれまで私自身も説いてきていますが、弁証法的なものの見方考え方レベルから、学問としての「体系化」を目指すための「弁証法的な論理をモノにできる頭脳の働き」を可能とするための過程性をここでは説いているのだ、ということを、はっきりと分からされるし、分かって読んでいかなければならないと思わされるのです。

そしてそこを分かって次に、「四重もの研鑽をしっかりと積んでいく必要がある」ことを「知ってほしい」とあります。その必要性を分かることはできなくても、まずは「知ってほしい」という言葉に、簡単には分かることのできない研鑽の過程性、構造性が逆に分からされるような思いです。

それはそれとして心にとめつつ、まずは一つ目です。

「一は、とにかく弁証法なるものを知識としてでもきちんと段階を踏んで学ぶことから始めるのが大事である。」

ここはひとまずほっとした思いです。まずは「知識」としておさえていくこと、その知識の順序も弁証法のいわゆる三法則から理解していくことから始められるからです。「弁証法は三つの法則として究明されてきたのですよ、三つの法則は量質転化、相互浸透、否定の否定ですよ。量質転化というのは、こういうことで、相互浸透というのは、こういうことで、否定の否定というのはこういうことですよ……」、というように、まずは「言葉」として「文字」として文字通りにその意味を知り理解できるように学ぶことが始まりだと理解できます。そこから始めるのが「まともなルート」と知って、それでよいのだ、しっかりと教科書に学ぶということが始まりだと確認できました。

と説いたところで、私は、はっと気づくことになりました。それは「教科書に学ぶ」ということの中身です。ここは簡単に読まれてしまうのでは、つまり、そんな楽なことをなぜ説くのかと秀才の読者は思いかねないのでは……、ということにです。ここの参考書は、つまり「教科書に学ぶ」という中身の参考書には、端的には二冊あります。一冊は『学生に与う』です。二冊目は『哲学以前』です。どうしてこの二冊なのかは以下の通りです。それは、この「巻頭言」の執筆者である南郷継正先生が自らの著作に必読レベルで紹介している著書だからです。南郷継正先生は、大学入学時にこの二冊を求めて感動したことを説いています。そして、一般教養としての学力を身につけるきっかけとしてこの二冊の内容を自らの学問力を向上させるための基本として位置づけ、この内容を弁証法的に学び始めたのだと折にふれて弟子に語っていたと聞いています。それだけに私も、自らの学問力を向上させようとこの二冊に頼りました。そして、「学問とは」をきちんと考える日々が続きました。私がモノした何冊かの著書は、大きくはこのお陰というべきでしょう。

とはいっても、やはり、もっとも偉大な働きをしてくれたのはなんといっても弁証法です。そして、ここで読者に説きたいのは、現代のみなさんには、これは難しい書だということです。

昔々はきちんとした大学ではこの二冊を推薦する先生方が多くいたそうですが、現在はゼロに近いはずですし、当然先生方でこの書を知っている人もほとんどいないはずです。それだけに読者がこの二冊を求めて読んでも、本当の意味を知ることは大変だと思います。そこで、この二冊に代わる書として、私は南郷継正先生の『〝夢〟講義』（現代社）を推すことにしています。

続いて二つ目です。

「二は、この三法則なるものをそれぞれに、自らの専門的事実ではっきり分かる努力を続けることが大切なのだが、これにはおよそ、毎日続けても三年から五年くらいの日数がかかることを知っておくべきであろう。」

まずは知識として学び、それを次に「三法則」を、①「それぞれに」、②「自らの専門的事実で」、③「はっきり分かる」、④「努力を続けることが大切」とあるように、ここにも一言一言に意味が隠されているように思えてきます。まずは量質転化という法則を自分の専門的事実で分かる努力が必要、そして相互浸透、否定の否定の法則をそれぞれに、事実にあてはめて理解しようとする段階です。はじめは「それぞれに」考えていくことが必要だということが確認されて、自分の歩みもそうであったとふりかえると安心できることではありました。しかし、「自らの専門的事実で」というところになると心もとない思いになります。生活実践を大事にし、生活の中での事実を考え続けた日々は自信を持って語れるのですが、そして、それは、専門としても生活の過程性を対象にするものではあると確かにいえるものの、それを「看護」の専門的事実として積み上げてこようという意識であったかというと必ずしもそうではなかったと思えてくるからです。「自らの専門的事実で」という所も、知っていて分かっていて言葉としては繰り返しているけれども、実は「はっきり分かる」ことができているかどうか、自分の認識に問わなければならないところです。

ここでもう一つおさえておきたいことは、「はっきり分かる努力を続けることが大切」ということです。「分かること」ではなく「分かる努力を続けること」によって本当に分かってくること、そこまで続ける（続けられる）ことなのです。これこそが、その言葉の弁証法性を理解することだと分かることが大事であると、分かっておかなければならない本当の部分で、「弁証法的な論理をモノにできる頭脳の働き」を創る過程をどのようにまともに持ち続けられるか、ということに意味があると思えてくるのです。

さらに「これにはおよそ、毎日続けても三年から五年くらいの日数がかかる」とあります。初心者のころは「三年続けるんだ」とそれほど意識しなかった日数ですが、弁証法を知ってから二十数年とたっている現在の私からすると「三年でモノにしなければならない月日の積み重ねがあったはずなのだ……、三年目ではまだ知識レベルの理解での量質転化もおぼつかなかったにちがいないのに……」と学び始めの頭脳の働きの「量質転化」をなすべき時期があったはずということに弁証法が理解できた現在でも少し怖くなる思いです。

この「努力の積み重ね」が一つ一つの法則をまずは理解できる段階を経て、そして対象の弁証法性を「量質転化」や「相互浸透」や「否定の否定」の現実性として事実にみてとることのできる頭脳の働きが可能となっていき、そしてその頭脳の働きを創出しようとするプロセスが、頭脳活動の量質転化をなすための過程性となっていくのであり、それが「努力の積み重ね」という言葉に隠されている〝弁証法性〟なのだとも思えてきます。

そして、三つ目です。

「三は、この三法則なるものが自分の専門的事実でなんとか駆使できるようになったならば、次には、この三法則の相互規定的レベルでの構造的変化（簡単な例では、量質転化と相互浸透の相互規定性を学ぶこと）をしっかりと分かる努力をなし続けることを、絶対に怠らないことである。」

ここは、三法則が自分の専門で駆使できるようになったら、二の「それぞれ」の理解だったものから、三法則の連関がみえてくる段階であると理解しました。私自身の体験としては、三法則の連関を意図的にみていこうとするというよりも、量質転化を分かろうと努力し続ける中で、量質転化の中に相互浸透がみえてくるようになってきたようにも思い起こされます。ただしこれは

「簡単な例では」とあるように、もっと三法則の「相互規定的レベルでの構造的変化」を分かっていかなければならないのですから、まだまだ理解が及ばないところです。

なんとなくですが、二までは、それぞれの法則から事実にあてはめて考えていくことを続けていくものであり、事実の中にその弁証法的な性質を見出していこうとする頭脳活動の訓練の過程であると考えられ、三は、その事実の中に見出された弁証法性の中の構造性をみていくものであり、事実から論理の世界に一歩踏み込むようになっていくように思えてきます。それだけにこの三の段階を「分かる努力をなし続ける」ことによって「弁証法的な論理をモノにできる頭脳の働き」にまた一歩近づくというか歩みをすすめることになるのだろうと理解することができます。

そして、四つ日です。

「四は、これら三法則なるものの相互規定的変動（構造的変化）が、いついかなる場合でも可能になるように努め、そこから、三法則なるものがエンゲルスの説く、いわゆる「弁証法とは、自然、社会、精神の一般的運動（変化）に関する法則（学）」との連関的運用が自然に（無意識に）可能となる努力を、これまた必死になし続けることである。」

ここでもやはり「努力をなし続けること」なのだということの頭脳活動を創り上げるための弁証法性に思いいたりますが、本当に理解しなければならない「三法則の相互規定的変動（構造的変化)」は言葉の理解さえもままならないです。

それでもこの言葉にひっかからずに理解しようとするならば、ここは、①まずは三法則を理解し、②三法則を専門的事実で駆使できるように努力し、③それら三法則の連関がとらえられるようになると弁証法の構造性が論理として理解できてくるようになり、④その構造性とその連関という段階からさらに一般的な運動性、運動の一般性というレベルで一つのものとして弁証法の体系性がみえてくる段階に至る、というようなつながり、というか、弁証法を理解していくための上達の過程性というか、理解し続ける、分かろうと努力し続けることによって、頭脳そのものを弁証法的に発展させていく過程性が分かるように思えてきます。

私はここまで説いてきてみて、また、はっと分からされることになりました。それは『学生に与う』と『哲学以前』のコラボというか、関係性（＝関連性）です。端的には、『学生に与う』の内容は、南郷継正先生の言葉を借りれば、「自然科学＋社会科学＋精神科学の上に構築されるべき学としての弁証法」であり、その自然科学＋社会科学＋精神科学を一般科学、すなわち「学一般」として究めたものが哲学、すなわち南郷継正先生が弁証法の入門時に大誤解していたが、結果としては大正解となっていった「弁証法は現在における哲学の復権」だったのだ、ということです。そして、『哲学以前』とは弁証法の奥の奥たる「迷いがあって云々」という文章そのものであるだけに、この二つのコラボ、すなわち合体的合併できたものが南郷継正先生の「哲学への道」だったということなのです。つまり、私はこのことを分からされた思いがして「はっ」となったのです。

だからこそ、ここでもやはり努力の上になおも「努力をなし続けること」であり、これはまた、迷いの上に迷い続けていくことであったのです。端的にはそこにこそ、弁証法の学びの要諦があり、この過程性というか「学びの過程の構造性」をこそ学んで自分の歩みそのものにしていくことが重要だということが分からされてきます。

そして、それが分かってきたら、そして、そのような頭脳活動ができるようになってきたら、どのような問題でも解けるようになる、つまり、対象の構造に分け入り、一般的な運動性をみてとり、運動（変化）の一般性をみてとることのできる認識の発展の論理構造が分からされてくるのではないかと想像できます。そうすると認識論が分かる準備が整ってくるのではないか、と思えてきます。それが最後の一文につながっていくのではないかと思えるようになったのです。

「ここを経て後、ようやくにして認識論なり論理学への道がささやかに開けてくることに、諸氏の頭脳が気づくことになってくるであろう。」

弁証法を理解しようと努力し続けていくことが弁証法的な頭脳の働きが可能な頭脳になるという、弁証法性的学修を経ることによって、ようやくにして「認識論なり論理学への道」が開けてくる、しかも「ささやかに」開けてくる、のではなく、「ささやかに開けてくることに諸氏の頭脳が気づくことになってくる」のです。

ここは私にも少々難解でした。ようやく理解できたと思えるのは次のことです。認識論という学問は、まずは認識を駆使することに始まりますが、認識を駆使できるには、肝心の認識の蓄積を十分に持っていなければなりません。そしてその認識の蓄積は、外界から反映したものと、内界から反映できるものとの二重性（二重構造）となっています。外界の反映には、直接的なものに加えて、書物や友人たちからのものとがあります。内界からの反映とは、外界からの反映を自分の頭脳活動の資料として創り変えて自分だけの創造の像として発展させて得ていくものです。もちろんこれは、外界の反映の蓄積がまともでそれなりの（十分な）質と量であることが必須です。こうして自分の頭脳力として使用可能となったものが、いわゆる一般的教養の実力、あるいは学問的教養の実力と化していくことになります。この一般教養、ないし学的教養を養成することが認識論の実力と化していくのです。そしてこの認識論的実力の養成の仕方（方法）、創出の仕方（方法）を体系化すべく修めていったもの、修めてものにできたものが論理学の一般性ということになるのです。

私は、弁証法をモノにできれば、すべてが分かる、すべてが解ける、そのような思いで学び始めてきました。その学び始めの時は単純に「信じる」レベルの理解でしたが、そこにはこんなにもの構造性があったのかと改めて理解させられた思いを強くしております。

以上、「巻頭言」を読み取ってみました。書いてみて分かったことは、このような理解は、誰でも知識的にもできていることと思えてきて、ことさらに書いてみようとしたことが気恥ずかしいような思いにもなっていますが、それでもやはり、改めて初心に戻るためにも、自分の言葉で、その理解の過程を記してみるということが必要であった、ということです。書こうとしてみて改めて「巻頭言」を読み込む中ではじめて、その文字とその文字を説いた筆者の認識との相互浸透をしようと自ら努力する過程に身を置くことができるのであり、そのことが、私自身の「弁証法的な論理をモノにできる頭脳の働きが可能となる」ための一歩一歩になると思えるからです。

以上の第十三号の「巻頭言」からの学びを読み、読者のみなさんが自分なりに感じたこと、考えたこと、思い浮かべたことはどのようなことでしょうか。みなさんの感じたこと、考えたこと、思い浮かべたことは、筆者の思いとどのように同じで、どのように違っていたでしょうか。その読み取り方、学び取り方、感じ方の違いを感じ取りつつ、筆者の学んできた、そして実力化してきた一般教養の像を読者のみなさんには自分の一般教養の実像と比較かつ重ね合わせてみてください。そしてみなさんも、やがては自身の像そのものが学問化への一般教養像として描くことができるような学びを重ねていってほしいと期待しています。

# 第六章　弁証法的、認識論的視点から看護の具体事例を説く

## 第一節　弁証法と認識論の学びのために看護の具体的事実を提示する

本書では、看護者としての実力養成には弁証法と認識論の学びが欠かせないことであるということについて具体的な例を取り上げながら説いてきています。そしてそれは、「看護とは何か」の一般論から筋をとおして考えるという思考の過程性を、具体例に基づいて繰り返し説くことによって、論理的な考え方ができるようになるための学びのあり方を意図して展開してきたことでもあるといえます。

みなさんには、看護者にとって、対象の変化の過程性をみてとることのできる弁証法的な視点と、対象の心の働きを認識＝像としてみてとることのできる認識論的な視点が重要であることは分かってもらえるようになってきていることと思います。そこで前章は、その分かっていることのあり方に着目し、「知識」として分かること（アタマで、言葉としては、理解していること）と、「感情像」として分かること（本当の意味で、ココロからそうなのだ、と得心できるレベル

で理解していること）との違いについて指摘し、「感情像」として分かることができる学びをつみ重ねてほしいと説きました。しかし、「『学城』第十三号「巻頭言」に学ぶ弁証法的な頭脳活動になるための過程性」についての展開はとても難しかったことと思います。そこで、本章は改めて看護の具体的な事実から説いていくこととします。

まずは事例から考えていくことにしましょう。七十歳代半ば、中肉中背の女性Iさんです。ある日の夕方、自室ベッドで横になって過ごした後にトイレに行くためにベッドから起き上がって歩き出したところ、絨毯の上のコード類に足をとられ不安定になり、そのままバランスをくずして転倒してしまいました。痛みのあまりそのまま起き上がることができず、救急車で病院に運ばれ、検査の結果、左大腿骨頸部骨折との診断で入院となりました。術前検査のための処置や移動の際には激しい痛みからケアの拒否もあったものの、入院四日後には予定通り無事に人工骨頭置換術が終わりました。もともと持病はなかったこともあり、術後の全身状態は安定しており、受傷や手術に対する理解もしっかりしていて精神状態も清明です。術後一日目には車椅子でリハビリ室に移動し、平行バーを使っての立位保持からリハビリが開始されました。また、ベッド上での関節可動域運動も始められました。

この関節可動域運動は、ベッド上に器械を置いて患者は寝た状態で患肢を器械にのせて他動的に行うものです。患肢を安定的に器械に固定した状態で、器械がゆっくりとしたスピードで動くことにより患肢の曲げ伸ばしを一定の時間、持続的に、他動的に動かすことによって屈伸運動を促すというものです。関節の拘縮予防や関節可動域の獲得、動かないことによる合併症の予防を目的として行うもので治癒の促進効果もあるといわれています。高齢者にとって安静臥床が長くなることは、その後の生活に大きくマイナスの影響を及ぼすことが考えられますから、受傷してから術前までは骨折による疼痛でほとんど体を動かすことができなかったＩさんのことを考えると術後のリハビリが早期に順調に進むことは何よりも重要なことであるといえます。

## 第二節　人工骨頭置換術後のＩさんに対する看護者としての一般的な視点

さて、Ｉさんがベッド上でこのような器械による他動的な屈伸運動をしている場面を思い描いてみてください。みなさんなら看護者としてどのようなことに着目してＩさんに関わろうとするか考えてみてください。ここからは少し筆者とみなさんとの対話というスタイルで論を進めていくことにしましょう。

みなさんは、まずはどのようなことに着目しようとするでしょうか。「まずは、術後の全身状態を確かめること、そして、このリハビリ訓練前のバイタルサインの確認や疼痛の有無の確認をすること、さらに術創部の腫脹や熱感、出血等がないかの確認をすることが大切です」という意見が聞こえてきそうです。

そうですね。確かにリハビリ前の身体状況の客観的な観察はリハビリを開始するにあたってその判断となる大切な情報であり看護者としてしっかりと観察することが重要であるといえるでしょう。

その他にはどのようなことが思い浮かびますか。「Iさんのリハビリに向き合う思いを確かめること、そのためには受傷した時から手術に対する思いや術後のリハビリの必要性の理解なども確認していくことが必要です」という意見がさらに聞こえてきそうです。

そうですね。確かにそうしたIさんの思いに着目することも大切な視点です。

他にはどうでしょうか。「Iさんのリハビリに向き合う思いを確かめると同時に、この関節可動域訓練の目的や今後のリハビリがどのように進んでいくかの説明をして、それについてIさんがどのように理解できているかを確かめていくことが必要です」、という意見もあることでしょう。

そうですね。確かにそのようにリハビリの目的を患者さんにしっかりと説明し、さらにその説明をどのように受けとめ理解したかをみてとろうとしていく視点はとても大切なことですね。

他にはどうでしょうか。「Iさんとの関わりという以前に、まずはこの器械の設定に関わってIさんに合った状態での関節の位置の確認や適切に取り付けられているかの安全への配慮、そして器械の動きの速度や屈伸の角度の設定が医師の指示どおりになっているかの確認が必要です」という意見がさらに聞こえてきそうです。

そうですね。確かに治療の方針をふまえて安全に、適切にリハビリが行われるようにということを考えることは必要な視点です。

他にはないでしょうか。「このリハビリ中のIさんの様子や痛みの状態、さらに訓練が終わった時のIさんの疲労の具合や患部の状態として熱感や腫脹、疼痛がないかの確認が必要です」という意見もありますね。

そうですね。そうしたリハビリを行っている最中や終了後の観察の視点も当然に基本的な看護の視点としておさえておくことが必要といえます。

その他にはどうでしょう。「まだあるのですか」、という声も聞こえてきそうですが、次の意見はどうでしょうか。「Iさんには家族はいるのだろうか、家族と同居していたならば救急搬送されたことを家族はどのように受けとめ理解し、Iさんの今後の看護、介護についてどのように予測し対応するのだろうか」と。

そうですね。家族への視点も大切になりますね。Iさんは八十代の夫との二人暮らしであり、これまで炊事や洗濯などの家事はほとんどIさんが行っていたようです。何のためにリハビリを行っていくのかの目標をIさんの暮らしに基づいて検討し、今後、より具体的な看護計画をたてていくためにも家族へ関心を寄せることも重要なことといえます。

## 第三節　弁証法的・認識論的な視点からIさんへの看護のあり方を考える

このように、術後のリハビリという一場面を想定しただけでもIさんにまつわる様々な情報とそれを看護者としてどう見立てていくかということの想像がふくらんでくるはずです。他にももっと詳細に血液検査の結果から身体状況のアセスメントが必要ではないだろうか、これまでの生活や入院中の生活の様子や具体性はどうだろうか、食事はどのような内容をどれくらい、どのように摂れているのだろうか、排泄はどうだろうか、更衣はどうだろうか、清潔に関わるケアは……、病室環境は……、リハビリ後の休息は……、睡眠は……、再転倒のリスクに対する理解と対応は……等々とIさんがリハビリに取り組むにあたって看護者として看護上の判断をするためにみてとっておきたいことは、まだまだたくさん、様々に浮かんでくることと思います。

こうしたことは、高齢者の大腿骨頸部骨折への看護の一般性として教科書に記されているレベルでのこととして学ばれているだけに、みなさんにもまず思い描けることと思いますし、描いてほしいことです。

しかし、本書に学んできているみなさんには、もう少し気づいてもらいたい、考えてもらいたいことがあります。それは、先に記したとおりの「看護者にとって、対象の変化の過程性をみてとることのできる弁証法的な視点と、対象の心の働きを認識＝像としてみてとることのできる認識論的な視点」ということの理解に関わることです。

それではもう一度、Ｉさんがベッド上で器械による他動的な屈伸運動をしている場面に戻って考えていくことにします。

Ｉさんは器械に患肢をのせて器械の動きにあわせて屈伸することができています。

もしこの場面を、その日の看護業務としてＩさんのケアの一つとしてのリハビリの実施ということだけを考えている看護者であったならば、先にあげた視点を頭の中に持ちながらも、「早期の訓練がとても意味があるのですよ、終わったらまた来ますね、何かあったらナースコールを押してくださいね」という言葉かけをして、その時のその場面のみを捉えて、単に「順調にリハビリが始められてよかった、Ｉさんもその目的を理解して身を委ねることができている、時間どおりに指示通りに終わって看護することができた」と現状を捉えるだけで終わることと思います。

そしてこれはその時の看護者の頭の中に描かれている「像」としてはその日の看護のみがあるのですから、決められたケアを実施することができたという点においては、それはそれで正解ということになるかもしれません。しかし、それだけでよいのでしょうか、本当にそれで看護といえるのでしょうか、ということをここでは問いたいと思うのです。

ではどのように考えてもらいたいのかといえば、その日の看護業務としてＩさんのその日のリハビリの現状をみてとるのではなく、Ｉさんが回復過程をどのようにたどることがＩさん自身の暮らしに戻っていくことができる力を取り戻すことになっていくのかの未来像を描いてほしいということです。Ｉさんの今後の暮らし方に二重化して看護者が描く未来像に基づいてその日のリハビリへの取り組みのあり方を問いかけ、そしてＩさんにも一緒に、Ｉさん自身の未来像として描いてもらうことができるように言葉をかけていくことが本来の看護のあり方であると思うのです。

このようにいうと、それについては、先ほどすでに「Ｉさんのリハビリに向き合う思いを確かめると同時に、この関節可動域訓練の目的や今後のリハビリがどのように進んでいくかの説明をして、それについてＩさんがどのように理解できているかを確かめていく」ことが重要であると確認したのではないですか、というみなさんの声が聞こえてきそうです。

確かにそうです。ですが、「リハビリに向き合う思い」と簡単に言ってしまうのではなく、Ｉさんにどのようにリハビリに向き合ってもらうのか、リハビリに向き合う思いをどのように看護者として導いていくのか、ということの具体性も同様に大事だと思えませんか。

## 第四節　Ｉさんにとっての術後リハビリの意味と看護としての支援

さて、ここで「他動的」な運動ということの意味を改めて考えていくことにします。関節可動域訓練は自分で行う自動運動とされるものと、この例のように他者（や器械）からの外からの力を加えて行う他動運動とされるものがあります。最終的には自分の力で活動できることを目指しての訓練といえるのですが、なぜ「他動的」に行うことが求められるのでしょうか。それがなぜかは誰にでも分かることです。それは自分で動かすことができないからまずは外の力を借りて動かしてもらうことによって、やがては自分で動かすことができるようにしていくということです。

弁証法の三法則をそのままあてはめるならば「否定の否定」としてみてとることもできます。易しい言葉でいうならば「回り道」ですが、自力で行うことを否定して（第一の否定）他力で行い、それができるようになったら他力での動きをまた否定して（第二の否定）自力での活動を獲得するという回り道です。自力で動かせなくなっている理由は、骨折した後の安静臥床による下肢の筋力の低下もありますし、人工骨頭を入れた後の身体の変化への実体的な動かし難さもあれば、動かすことへの精神的な怖さもあることでしょう。また今まで無意識に動かしていた下肢の動きを改めて自覚して動かそうとしてみても、どこにどのように意識して神経を働かせれば筋肉や骨格が動いてくれるのかの自覚も乏しくなってくるということもあることでしょう。

いずれにしても、骨折後の術後のリハビリが遅れれば遅れるほど自立生活への道が遠のくことを考えると、まずは動かすことのできる感覚を取り戻し、さらには正しい動かし方を改めて脳に学習させ意識づけるという「他動的」な可動域訓練は大切な意味を持つものであり必要な過程であるといえます。ベッド上での他動的な関節の屈伸運動を徐々に重ねていって下肢の柔軟性と筋力の保持と獲得をしながら、立位保持の訓練もしつつ、しだいに歩くことを獲得していくリハビリテーションの過程は一つ一つの段階で「否定の否定」を繰り返しながらの過程としてみてとることができます。

これは自力で移動することを否定してまずは車椅子での移動をすることで活動の範囲を広げ、座位の安定を獲得し立位の保持が可能となってきたら、歩行器を使うことで、自力で動くけれども他力（歩行器に支えられながらの移動）を用い、やがては自力のみで歩行できるようになるという回り道をすることで安定的に元の活動性を取り戻していく、さらには元の力以上のものを獲得していく過程にしていくということになります。

つまりこれは、いきなり自力で立って歩く、ということをしないことによって立って歩くための力を培っていくことが可能となるという回り道をしているといってよいでしょう。

では、そのような効果的なリハビリにしていくことができるために看護者は何を援助していったらよいのでしょうか。医師が治療としてプログラムすることと理学療法士や作業療法士が身体機能の治癒過程への支援としてリハビリを行うことと、どこがどのように異なってくるのでしょうか。

端的にそれは、何よりもIさんの認識を整えるということにつきるといえます。Iさんの認識＝像（感情像）に問いかけて、かつIさんの認識＝像（感情像）に働きかけることによって、Iさん自身の認識＝像（感情像）を回復に向けてのよりよい方向に導いていくということです。これからの生活をIさんがどのように思い描き、そのために今、どのような治療過程を辿り、入院中の看護がなされ、リハビリが行われているのかを理解し、自分から進んでこの入院生活を積極的に過ごしていくことができるような思いに導いていくことです。Ｉさんの回復したい思いを支え、Ｉさんの回復過程にＩさん自身が望むように関わることであり、もっといえば生きる力を支えていく、それがＩさんの「持てる力を引き出す」看護のあり方として求められることだといえます。

私たちが忘れてはならないことがあります。それは患者の回復にとって精神の力はとてもとても大きいものだ、という大きな心構えです。なぜなら患者は身体を病むことによってその精神をも病むことになりかねない状況におかれているからです。

## 第五節　Ｉさんの心の象（カタチ）をみてとることによる看護としての関係構築

ナイチンゲールも心が身体に及ぼす影響について看護者が考えておくことの重要性について多くの言葉を残しています。

病気のほんとうの苦悩について、よく知りよく理解している人の何とすくないことか。健康な人間が、《看護婦》でさえも、わが身を病人の生活に置きかえて考えたりすることの、何とすくないことか。

病人というものは、脚の骨折のときに他人の手を借りないかぎりはほとんど脚を動かせないと同じように、外から変化が与えられないかぎり、自分で自分の気持ちを変えることがほとんどできない。まったくのところ、これこそ病気についてまわるひとつの大きな苦悩なのである。それはちょうど、骨折した四肢にとって一定の肢位を保っていることが最大の苦痛であると同じである。

（薄井坦子編『ナイチンゲール言葉集』現代社）

病む人は苦悩を抱えているが、その苦悩は理解されがたいものであり、また病む人自身では苦痛を感じたり落ち込んだりといった気持ちを変えることはとても難しいことである、だから他者の手を借りて心のありようを変化させることが求められるのであるという指摘です。ここに示されているようにIさんの場合にも、前向きな気持ちで過ごすことができるような関わりを持つことが大切ということになりますが、今回は趣味やおしゃべりなどといった楽しい気分転換ということではなく、いかに前向きにリハビリに向き合う気持ちにすることが大切であるか、ということで話を続けます。

前章で、看護にとって認識論の学びが大切であるとして、「『感情像』とは感情が『心』の象（カタチ）として形成されているものであり、その『心』の象（カタチ）は感情とともに規範や道徳として形成されているもの」であると説きました。それは他人には直接にみてとることができないだけに、看護者が対象者の立場から分かろうとして、一般性的にも、個別性的にも考えあわせて問いかけていくことが何より求められる、ということでした。

では、この術後一日目でベッド上での可動域訓練が始まっているＩさんのその心の象（カタチ）はどのようなものなのでしょうか、ということを考えてみます。それは、〝感情〟というレベルでは「怖い、痛い、この後どうなるの」という思いが渦巻いたまま、リハビリについても「術後すぐでまだ痛いのにもう始めるの？　痛いのは嫌、もう少し眠っていたい、一人にして欲しい、いろいろ説明されたけど本当はよく分からない」という思いかもしれません。しかしその思いは一方で、〝道徳〟というレベルでの「入院したのだからお医者様の指示に従って過ごさなければ、看護師さんが説明してくれたのだから分かったようにして言うとおりにしなければ迷惑をかけてしまう」という病院内での患者としてのあるべき姿であらねばとの思いから、本音の感情に蓋をしている思いかもしれません。

看護者はこうした様々な思いを一般的に想像することができた上で、術後一日目の患者の疲労感を十分に慰労する言葉をかけて、さらには看護者に向けて患者の方が心を寄せて努力してくれていることに感謝の思いを伝えるような心持ちで患者と向き合うことから対話を始めることになるのです。そのような関わりを始めることによって、これまでに説いてきた、看護者と患者との認識と認識との相互浸透がおきるための条件が整う、すなわち「この看護師さんには話して大丈夫、何でも話すことができそう」と、患者が少し心を開いてくれる準備が整い始めていく、ということになるのです。それができてようやく対象者との関係構築ができ、真の看護が成り立っていくことになるのです。

## 第六節　他動的なリハビリにおいても目的意識性を持って行うことが重要となる

さて、この認識に目を向けるならば、ここでのリハビリの「他動的」というのがはたして文字通り「他動的」でよいのか、という問題があることに気づくことができるでしょうか。結論からいえば「他動的」な運動であっても「主体的」である必要がある、ということをぜひとも分かってもらいたいのです。つまり、器械に下肢をのせ器械の動きに合わせて屈伸運動の反復がなされている間に、Ｉさんが何を思っているのか、思い続けているかがとても大事なことになるということです。

もう少し具体的には「怖い、痛い、嫌だ」と思い続けながら時を過ごすのと、「やるように言われたので任せよう」と思いながら時を過ごすのと、「器械に任せているから楽だわ、今夜の夕食は何かしら」と思いながら時を過ごすのと、「曲げて伸ばして、曲げて伸ばして、一、二、三」と屈伸運動を他動的でありながらも頭の中では自分が動かしているように描きながら時を過ごすのとでは、その後の身体と認識の変化のあり方が大きく大きく異なってくるのです。

人間は認識的な実在であることは何度も説いてきていることですが、認識を持つ存在であるだけに、どのようなことをなすにもその目的意識性がその人を創りあげることになっていくことは一般的には理解できていることと思います。このリハビリの場面においても当然にその目的意識性が意味を持つことになるのです。自分では（今は）動かすことができていなくとも、頭の中では動かしているものとして体の動きにあわせて認識を働かせることが、実体的な神経や筋肉や骨や……という動きと自分の意思としての認識とのつながりをしだいに創りあげることにつながり、やがては自分で動かすことが可能となった時の身体活動の質が変わってくるからです。高齢者にとって再転倒、再骨折のリスクをなくすためにも、バランスのとれた動きを意識して獲得する訓練は、その後の暮らし方にも直結することです。

だからこそ、自らの意思で自らの神経を駆使して身体を（ここでは下肢を）動かしているのだ、という自覚を創りあげるように時を過ごすことが大切になってくるのです。自らの指令に基づいて下肢を動かしている自覚の積み重ねが、次なる段階のリハビリにも必ずつながってくることであり、そのように主体的にリハビリを続けていくことで、できたことの実感を自ら受けとめることができることによって、そのことがさらなるリハビリへの意欲につながってくる、というように、「できる」という像（感情像）の積み重ねができてきます。

そしてその「できる」という像（感情像）の積み重ねがやがて量質転化していくことで、さらなる「自信」という像（感情像）の形成につながっていくことになっていくのです。そのような回復過程を辿るための良い像（感情像）の量質転化化を創り出す関わりの大事なチャンスが、リハビリ開始時の看護者とIさんとの対話の場面であるのであり、それこそが看護師が関わる意味であるといえるのです。

本章はここまでとします。次章ではもう少し弁証法的認識論の視点から、Iさんとどのように関わることがIさん自身の認識と身体との相互浸透の過程を創ることになり、Iさん自身の認識の中での自己対話（相互浸透）を創りあげることになり、また看護者とIさんとの相互浸透を創りあげることになるのか、そして、結果としてIさんの感情像がどのように量質転化していくことになるのか、ということについて説いていきたいと思います。

このような事実からの学びが、前章で説いた、弁証法を自分の専門の事実で考え続ける努力をする積み重ねが、「弁証法的な論理をモノにできる頭脳の働きが可能となる」ための学びである、ということとつながるのであり、みなさんの学びの一歩一歩に結びついていくことにつながっていくはずです。

# 第七章　対象の変化を創り出す看護実践に欠かせない弁証法と認識論

## 第一節　本書は弁証法と認識論の学びの基本を説いている

繰り返しになりますが本書では、真に実力のある看護者になるためには弁証法と認識論の実力が欠かせない、として弁証法と認識論の学びの基本について説いてきています。具体的には、弁証法的に対象をみてとると対象がどのように見えてくることになるのか、そしてその上で弁証法的に対象と関わると対象への実践のあり方はどのように変わっていくのか、そしてまた、同じように認識とは何かを理解して対象に関わるとどのように実践のあり方が変わってくるのか、ということについて事例を通して説いてきています。

前章は、自宅で転倒し大腿骨頸部骨折をしてしまった七十歳代女性Iさんの入院、手術後の看護のあり方について取り上げました。特に術後のリハビリにおいて、Iさんの認識と身体とをどのように整えることが一般的な看護の視点として大切なのか、ということについて説きました。そして、どのように対象をみてとり、関わることが弁証法的な、認識論的な関わりになるのかということを説き始めたところです。本章はその続きとして、もう少し弁証法の学びになるように焦点化して説いていくことにします。

術後のリハビリに向き合うIさんの看護において、何よりも重要なことはIさんの認識を整えることである、と説きました。「Iさんの認識＝像（感情像）に問いかけて、かつIさんの認識＝像（感情像）に働きかけることによって、Iさん自身の認識＝像（感情像）を回復に向けてのよりよい方向に導いていくこと」が重要である、と説きました。なぜなら、患者であるIさんは身体を病むことによって精神をも大きく病むことになりかねない状況におかれているからです。

では、身体を病むことによって精神をも病むことになりかねない状況とはどういうことでしょうか。術後のIさんの思いを知るために受傷前のIさんの生活からまずみていきましょう。

## 第二節　大腿骨頸部骨折をしてしまったIさんの生活とその思い

受傷前のIさんは夫と二人暮らしの自立した生活でした。夫は日常生活において多少の介護、支援を要する状況であり、基本的な家事としての買い物や料理、洗濯、掃除や畑の世話や地域の活動はもっぱらIさんの役割という暮らし方です。裁縫や読書が好きで趣味を活かした自分の時間も大切にしながら安定した夫婦二人暮らしをしている方でした。自宅の居室で転倒した日は、前日から少し無理が続いており疲労を抱えた中で、夫から頼まれた庭仕事を断れず、少し無理をして活動し「疲れた」と感じながらベッドに入り、少しうとうとした後にトイレに行くために立ち上がったものの意識がぼんやりしていて、足元が不安定になりバランスをとることができずにそのまま転倒してしまった、ということでした。転倒した際は「あっ」と思った時にはすでに倒れていて、起き上がろうとしても強烈な痛みが走り起き上がることができないまま、助けを呼ぶだけで精一杯だったとのことです。何度も何度も大きな声で夫を呼びながら、それでも何とか自分で起き上がり対処しようと痛みに抗って必死な思いであったことをＩさんは語ってくれました。

救急車で運ばれる時も移動するたび、体を動かされるたびに強烈な痛みが足に、全身に、脳に響くようで「痛い、痛い」と我慢しきれず声をあげるしかなかったとのことです。骨折と診断されるまでの検査も手術までの数日間も、寝衣に着替えるにもベッドに移動するにも処置を受けるにも、身体を動かすたびに痛みが走り、動かないように努めるものの、動かさなければ動かさないことの苦痛をも強く感じさせられ、なんとも言い難い時間を過ごしていた、というのがＩさんが語ってくれた思いでした。

Ｉさんは、受傷後の痛み、手術前の痛みと苦痛を抱え、それらに耐えながら悶々とそれまでのことを思い起こしているようでした。「なぜこんなことになってしまったのか、あの時の無理がやはり駄目だった、なぜあの時、無理をしてしまったのだろう、なぜ疲れているからと断らなかったのだろう、断れなかったのだろう……、辛い、痛い……なぜこのようなことになってしまったのだろう……、これからどうなってしまうのだろう……、家族に迷惑をかけてしまう、自宅に残してきた夫は一人で大丈夫だろうか……、手術は大丈夫なのだろうか……、このまま元の生活に戻れなくなってしまうこともあるのだろうか……」、考えても考えても尽きない不安や苦悩が襲ってくるようです。

そのような数日を何とか過ごしてようやく手術の日を迎え、無事に終えました。しかし続いてそれまでの痛みや苦悩とはまた異なる、術後の新たな身体侵襲に伴う変化を体験することになっているのがIさんの状況だと分かることが大切です。

## 第三節　身体の病みが精神の病みにつながることを具体性から説く

Iさんの具体性から、「身体を病むことによってその精神をも病むことになりかねない状況」ということが少しは想像できてきたでしょうか。Iさんの認識＝像（感情像）に問いかけてみることができてきたでしょうか。なぜ「心を整える」ことが大事になるのか理由を理解できてきたでしょうか。

Iさんの場合でいえば、いつもなら転倒することのない自室のベッドからの立ち上がり時に転倒してしまっているということはいつもとは異なる疲労等により身体がもともと弱まっていた状態だったと考えることができます。そこに転倒、骨折、入院、検査、手術という通常とは異なるはじめてづくしの特別な生活が強いられる中で、安静臥床が続き、身体活動は制限され、食事もままならず、睡眠も十分にはとれず、身体はますます弱まっているにちがいないことは想像できることと思います。

認識論的な視点でみてとるならば、身体等の弱まりは全身の感覚器官の弱まりに多かれ少なかれつながるものであり、それは、しだいに感覚する神経の弱まりにもなっていき、結果的には神経のはたらきを統括している脳の疲労にもなっていくものです。脳の疲労にもつながりかねない五感覚器官の弱まりが生じてくるということは、外界の反映のゆがみをもたらすことにもつながり、現実的な像を反映させ、かつ形成させる力の弱まりにもつながるものです。それはまた結果として形成される像のゆがみをもたらしかねず、反映像のゆがみがあるとすれば、自らの対象への問いかけるあり方にもゆがみを生じさせることにもなるだけに、その場合は形成された像のゆがみが多重性をおびたゆがんだものにもなりかねないのです。

そしてまた、そのようにして頭脳の中に形成された自らの像そのものを反映させる（自らの像をみてとる）力も弱まることになりかねないだけに、やがては脳がつくりだす認識＝像のコントロールができないようになれば、どうしても感情像の乱れが生じることになり、それがしだいに妄想化してしまうおそれさえもあるのです。

そうして自らが意図せず創ることになってしまったその諸々の像に恐怖と不安さえおぼえることになってしまう、それが端的には病む人のおかれた身体の病みや弱まりからくる認識形成力の弱まりであり、像のゆがみの正体かもしれないことを看護者は十分に理解できることが大事です。

少し大げさに思えるかもしれませんが、ここを理解できるかどうかが看護者として患者の立場に立てるかどうかが決まってくるともいえる重要なことです。なぜなら、このような認識＝像（感情像）の特性があることを理解したうえで問いかけて関わることをしないと看護者として大失敗をすることになりかねないからです。

これもまたIさんの事実ですが、実際に「あの看護師さんには何も言わない」と涙しながらその看護を拒絶することを決めることになった場面があったのです。

## 第四節　看護者の一言が患者の孤独と苦悩を引き起こしてしまった一事例

それは、術後の留置カテーテル抜去後のはじめての夜のことでした。まだ痛みがある中でリハビリも始まっており、何とか努力しながら必死の思いで入院生活に適応しようとしているIさんでした。痛みも続き、夜になると熱もでており、入院当初の手術前の不安とはまた異なる不安や苦悩を抱えての夜を何とか過ごしているところでした。「本当によくなるのだろうか、このまま痛みが続くのだろうか、身体がだるい、熱のせいだろうか、なぜ熱がでているのだろう、このままよくならなかったらどうしよう……」、不安を押し殺して眠れぬ中で眠る努力をしようとしながら、拭っても拭っても押し寄せてくる不安と苦悩と対話し続けることに疲弊している心情であったことでしょう。

このＩさんにはまだ夜間の排泄介助が必要な段階です。そのような中でどうしてもトイレに行きたくなりナースコールを押して看護者の介助を受けて移動することになりました。はじめに行った時はそれほど気兼ねすることはなかったものの、次に看護師を呼ばなければならなかった時は、「看護師さんに頼まなければならないけれども手を煩わせてしまうのは申し訳ない、できるだけ我慢しよう、そうはいってもやはり思い切ってお願いするしかない」と、心苦しく思いながらの介助を受けました。

できるだけ他人に迷惑をかけたくないと願っているＩさんでしたが、その夜はどうしてもまたトイレに行きたくなってしまいました。Ｉさんにとっては、ナースコールを押すことをためらいながらどうしようもできず、心苦しさの中で思い切っての看護者へのお願いでした。

その時の看護者の一言がＩさんには忘れられないと言います。「あなた、トイレの回数多いわね」と。この一言はＩさんにとっては、看護者を呼んでしまったことに対する強烈な否定であり、批判であり、非難であると受けとめられて、トイレに行くことを否定され非難されたこの一言、看護を受けることを否定され非難されたこの一言、もっといえばこんなことになって入院している自分自身を否定され非難された恐い恐い一言として、強烈に心に突き刺さってしまったのでしょう。Ｉさんはその時は「すみません……」と伝えることが精一杯で、その後、ベッドに戻った後は、辛くて悲しくて悔しくて、どうにもならない感情が渦巻き続けて、涙がどうしようもなく止まらなくなってしまったまま朝を迎えることになった、ということでした。

「痛い、辛い、どうしてこんなことになってしまったのだろう、どうなってしまうのだろう」、そのような苦悩と闘いながら、唯一の味方であると信じていた看護者からの恐い一言によって孤独のどん底に突き落とされた、そのような心持ちになってしまったIさんは、「もう決してあの人には何も言わない。（自分の人格が否定されるだけに）いや、言ってはならない」、と固く固く心に決めたはずです。

看護者が本当にそのような言葉を伝えたのか、どのような表現だったのかということはわかりません。しかし、Iさんの事実としては、そうであった！　と受けとめてしまった、それだけに深く傷つけられてしまっているとIさんが記憶しているということが、Iさんにとっての事実、真実になってしまい、その不安だった夜の記憶が残されているだけに、その看護者が担当するとなっただけで不安と苦痛が呼び起こされて身を固くすることになるという結果にもなってしまっているのです。

以上は、看護において「信頼関係を築く」ことが関わりの形成において第一歩であることは十分に理解していたとしても具体的な場面において、それが成り立たなくなることが看護者の姿勢と視点しだいで、残念ながら生じてしまうことになってしまうのだという一例です。これが、「身体を病むことによってその精神をも病むことになりかねない状況」におかれている病む人の問いかけであり、認識の実像なのだと理解してほしいと思います。

## 第五節　ナイチンゲールの説く「身体が心に及ぼす影響」とは

ナイチンゲールは『看護覚え書』（前出）において次のように説いています。

心が身体に及ぼす影響については、多くの言葉が語られ、多くの書物が書かれていて、その指摘のほとんどは正しい。しかし私は、身体が心に及ぼす影響について、もう一歩考え進んでほしいと思う。あなた方だっていろいろな心配ごとに悶々とすることもあろう。ところが健康人であるあなた方には、リージェント街に繰り出したり、田舎に散歩に出かけたり、場所や相手を変えて食事を楽しんだり、その他いろいろな気晴らしが、その気になれば毎日でもできる。あなた方は気づいていないであろうが、それによって、あなた方の心の悩みはどれほど軽減されていることだろう。その一方、これもあなた方は気づいていないであろうが、そのような変化を持てない病人のばあい、心の悩みはますます募り、病室の壁面にまで心配ごとが掲げられているように見え、ベッドの周囲に心配ごとの亡霊が彷徨うのを感じ、そうして、変化という救いの手がさしのべられないかぎり、つきまとって離れぬ想念から逃れることは不可能となっているのである。

胸のなかでは、愉しい想いは抑えられ、なぜか辛い想いばかりが頭をもたげてくる。それは病人自身にとってたいへんな苦痛なのであるが、なぜそうなってしまうのか、自分にもわからない。そこで病人は、その理由を考えて自問自答する。そんな自分自身を不甲斐なくも思う。

病室のカーテンの内側の限られた空間の中で、「心の悩みはますます募り」、「なぜか辛い想いばかりが頭をもたげてくる」、「なぜそうなってしまうのか」「その理由を考えて自問自答」しながら、「そんな自分を不甲斐なく」思い、ますます「つきまとって離れぬ想念」から逃れられなくなっている、それが病む人がおかれた状況であるとナイチンゲールははっきりと指摘しています。

ここをもう一度Iさんの場合で考えるならば、ベッド上で安静臥床している身体状態だけでなく、術後の痛み、術後の身体侵襲からの回復、現代の医療では安全で確実で信頼できるものとはいうものの人工骨頭という異物が体内に入れられた状態からその人工物が自分の身体の一部になっていく過程、骨も筋肉も血液も神経も新しいあり方として獲得していくことになる神経のはたらき、脳のはたらきを分かっておくことが大切です。そして、そうしたことに適応していくことが必要であるのに、Iさんとしてはそのような身体状況におかれていることをなかなか受けとめられないことを、看護者としてみてとる努力を改めてなすべきだと分かるべきなのですが……。しかし、そのことが日常になってしまっている看護者には、これは困難なものです。

そうであるからこそ、看護者としては、全身麻酔による影響からの回復、痛みの抑制や感染症予防のための薬の服用は、内科的にも変化をもたらしている状況であることを常に想像しておくことが重要です。そして、そのような体内環境、代謝のあり様をしっかりと想像しながらの、具体的なひとつひとつのIさんの様子の観察、Iさんの言動の受けとめとそれに対する看護ということになるべきはずなのです。

そのような身体の状況が心に影響を及ぼさないはずがない、という問いかけから、用心深く心の表現となっている患者の声に耳を傾けているのが、本当の看護者の姿だとこの一例から考えることができるのではないでしょうか。

このことは入院している患者だけのことではありません。健康とされている人であっても同じような認識＝像（感情像）に陥ることがあることを知っておいてほしいと思います。

自分の身体に、「あれっ、おかしいな」と明らかな異常に思える身体状況があっても、「もし、万が一、重大な病であったらどうしよう」、という思いが湧き上がり、「もし、万が一」の最悪の事態を考えるあまりに受診することが怖くなり、受診することができず、客観的な判断がないままに、「重大な病かもしれない」という想像が募れば募るほどに誰にも相談できずに悶々と悩むということになりかねない、不安が募るほどに自暴自棄な思いも湧き上がり、自分でもどうしようもなく自分の描いた恐怖に脅かされている。たとえ健康人とされる人であってもそのような経験をしていることがあるということも知っておいてください。看護者がそのような受診者の気持ちを想像することができていれば、ようやく受診してきた患者に、「なぜもっと早くに受診しなかったのですか」、と厳しい言葉をなげかけて患者の心が離れてしまう、ということはおきないと思えるからです。

このことは、病気への不安ということだけでなく、仕事上のことや友人関係での出来事であっても、自分自身の勝手な想像から問題を、現実の問題以上の問題として抱え込み悩み、悶々とするということであり、誰もが多かれ少なかれ経験しているはずです。

それが認識の持つ、大きな力の一つであり、アタマでは客観的に事実を確認した方がよいと分かっていても、ココロでは確認するのが怖くてできず、結果として、不安がさらなる不安を呼び起こし、悪い方へ悪い方へと想像を膨らまし、自らの認識をいっそう追い詰めていくことができる、そういう実力をも培ってきてしまっているのが認識の実力の一つである「像を創り出す」という力なのです。このような実力は健康人であっても、自分自身が勝手に作り出せるし、勝手に創り出したその負のイメージから抜け出すことはとても困難なのです。まして、病人であればなおさらにそこから抜け出すことがより困難であることは想像できるでしょう。そうした弱い心になってしまった病人に常に向きあっているのが看護者という存在のはずです。

だからこそ、自力では抜け出すことができない病む人の負の認識を、温かな明るい認識へと「変化」させることができる看護者の存在が重要になってくる、ということなのです。先ほどのＩさんの例のように、もう二度と頼まないという決意を固めるというような結果にならないようにすることが大事だということです。

## 第六節　看護者の目的像と「量質転化」の法則性の意識化が患者の変化を創り出す

ここをもう少し弁証法的に説いてみましょう。看護者は病む人と向き合った時に、どのようになってほしいかの目的像にしたがっての「変化」をどのように意図しているか、すなわち、どういう「量質転化」を結果として創り出そうとしているのかを考えておくことが重要といえます。「量質転化」というのは簡単には、単純な量の積み重ねが単なる量の積み重ねになるのではなく、結果として質的な変化をもたらす、という変化過程の法則性の一つを示したものでした。つまり、単なる「変化を生みだそう」ではけっしてなく、「どのような変化をどのように生みだそうか、生みだしたらよいのか」、という大きな流れを持つべき（持つことが大事だ）という過程を見事に含んでのものです。それだけに看護者としては、Ｉさんにとってどのような変化をどのようにもたらしたいかといえば、術後の経過が順調に推移し、現在は歩くことができないＩさんがしっかりと自分の力で歩くことができるようになり、元の生活に戻ることができるということです。一度骨折した方は再転倒、骨折のリスクもあるとされていますから、できればもう二度と骨折することがないような生活を創り出すほどの力を培ってほしいというのが願いのはずです。

ここでの質的な変化過程とは、歩くことができなくなったIさんが手術とリハビリを経て歩くことができるようになる、という変化の過程を辿っていけたらよい！　というものです。そのためには、何をどのように積み重ねていくことが求められるのか、ということを考えられることが弁証法的な学びを知っている看護者の問いかけになります。

ここで分かってほしいことは、このことは前章に説いた、リハビリ開始時の他動的な運動であっても、主体的な取り組み、明確なIさん自身の目的意識性をともなっての「主体的な」他動性であることに意味があると説いたことにつながることだ、ということです。つまり、同じ下肢の動かし方であっても、どのような動かし方を意識的に行ったか、という「量」の積み重ねのあり方が、その後の下肢の運動そのものの「質」に関わってくることを知っているからこその、看護者としての意識的な働きかけが重要だという指摘だったと分かってほしいのです。

しかし、それ以前に看護者と患者との関わりの形成においても「量質転化」を意識化することの重要性がこの事実から分かるされることに気づくことでしょう。それは、たしかによくなってほしいという願いであったはずが、看護者の関わりしだいでは、入院生活そのものが「苦痛」という質的転化をもたらしかねないということです。看護者との関係においても、「不信感」という質的転化ではなく「安心感、信頼感」という質的転化をもたらしたい、そのためにはどのような関わりの「量」を重ねればよいのかという問いかけを持ち続けていくことが、看護者の関わる姿勢に大きな変化をもたらすことになるはずです。

## 第七節　看護者との認識の「相互浸透」が患者の心に変化をもたらす

このような量的な具体性が成果という質的転化をもたらすまでの関わりの過程について少し説きましたが、ここの変化過程のことを弁証法の一法則である「対立物の相互浸透」として見出すこともできるのです。ここを独立性として見出している「対立物の相互浸透」という法則は、簡単には「対立物が媒介関係にあると共に各自直接に相手の性質をうけとるという構造を持ち、このつながりが深まるかたちをとって発展が進んでいくこと」（『弁証法はどういう科学か』三浦つとむ著、講談社）といえます。

簡単にはと注を付しましたが、これには理由があるのです。つまり、「発展が進んでいくこと」ばかりではなく、発展が阻害されたり、なんらの発展も起こらないことすらあるからです。それだけに、発展が阻害されないように対立物の中身を捉えることを怠ってはなりません。詳しくはここでは置くとして、その「対立物の相互浸透」の具体例としては、第四章で日常の具体例や看護実践の例を取り上げて説きました。本章の例では、まずはＩさん自身の病んでいる身体と脳の機能としての認識形成との関係としてみてとることができるでしょう。

骨折や術後の痛みや身体侵襲からの回復が求められるという身体状況のあり方が、不安や苦痛、苦悩といった認識をもたらし、苦悩に満ちた精神性が、回復に必要な食事や睡眠に影響を与えることから身体の実体と機能の弱まりをもたらし、身体の実体と機能の弱まりがさらに認識をゆがませる結果として、ますます不安や苦痛、苦悩がどうしようもなくあふれてしまう、という病む人ゆえの身体と認識の「相互浸透」です。

そのような中で、身体と認識との関係だけでなく、認識そのものにも二重構造が存在し、自らの認識の中においても「相互浸透」が進んでいくことが今回の病む人の認識でみえてきたことです。自らが創造した不安、苦悩に脅かされながらも、そうした不安や苦悩に抗おうとする自らの認識をも自覚している、という二重性です。

この二重性とは、辛い想いにとらわれている自分に対して、辛い想いばかりが募ってくることがなぜなのかと問いかけ、辛い想いにとらわれている自分自身に対してさらに自問自答しながら、そのような辛さや苦痛に耐えられない自分ではないはずだと叱咤激励しながらも、なぜこんなにも辛いのか、自分はそんなにも弱い存在だったのか、と自らの思いに対する不信感をも呼び起こす、自分の中で二人の（多重の）自己が堂々巡りの対話を繰り返し続けている、ということです。そのような辛い辛い「相互浸透」がなされる結果、ますます加速度的に不安と苦悩が募っていき、結果、自分の心と身体が破壊されていく（量質転化）ような精神状態に陥るという過程における、自己の認識の中での「対立物の相互浸透」の現実なのです。

そしてそれはまた、患者がそのような状況におかれているからこそ、そこに看護者としての関わりの意味と意義を見いだすことができるはずなのです。それは、そのような恐いかつ辛い身体と精神の状態だからこそ、その患者にとっての「外界の反映」としての看護者の存在そのものが恐い、辛い「対立物」とならないように、新たな「相互浸透」を創り出すチャンスになりうると、看護者は考えるべきです。

だからこそ、看護者は、回復に向かう心境に変化させることができるような認識の「相互浸透」をもたらすには、どのような存在としてそこに居ることが求められるのか、そして、どのような言葉をその時その時にかけていくことが、看護者としての関わりとして相手の心に「浸透」できるものになるのか、と問い続ける姿勢を持ちたいものです。このような看護者の問いかけと姿勢があり、かつ看護者の認識をどのように患者に伝えるか、患者の心に届くような言葉で態度で表現で伝えられるかどうかがまた看護者として養うことが求められる技（本物の看護技術）だということができることでしょう。それについては改めて認識と言語の関係性として説く機会を持ちたいと思います。

ここまで説いてきたことは、看護にとってなぜ、その人の「認識を整える」ことが重要であるのか、ということでした。それは、端的には身体を病むことで心をも病みかねないのが患者であるから、その認識をその人にとって望ましい方向に変化させていくことが看護そのものになりうるのだということです。しかしです。その一方で、そのような変化をもたらすどころか、看護者と患者との関係構築さえできない状況におかれることになる場合もあるのだ、ということを説き、

Iさんの認識の過程性を、弁証法的にはどのようにみてとることができるか、「量質転化」「対立物の相互浸透」という言葉をあえて用いて考えてみました。

弁証法的な見方、考え方ができる看護者は、対象が変化しつつある存在であることを知っていますし、みてとることができます。ですからIさんの入院中の過ごし方や心のあり方が入院中だけでなく退院に向けて、もっと将来を見据えての生活のあり方に関わってくることを実感として描くことができます。だからこそ、Iさんとの関わりの場面での、Iさんから発せられるIさんの認識の表現である一言一言の重要性をしっかりと受けとめ（受けとめようと努力し）、Iさんに伝える看護者からの一言一言に意味を持たせ、その一言一言がどのようにIさんに伝わっているかを確認しつつ、次なる言葉を紡いでいくという積み重ねを意識化しているはずなのです。その積み重ねが対象との良好な関係性を築き、その関係性を確実に積み上げることができてこそ、それがIさんのよい変化を創り出す看護になりえるのだと信じることができるのです。

逆からいえば、弁証法的な見方、考え方を知らない看護者には、対象の過程性や変化性を受けとめることができないということになってしまうのです。

今回のIさんはその後の看護により、辛い心情を吐露することができ、リハビリのプロセスに順々にしっかりと意欲的に取り組み始めて、そのプロセスを看護者にしっかりと支えてもらいながら、早期の回復と生活への復帰をとげることができました。入院時には医師から高齢であることから受傷後は回復に限界があるとして要介護を想定しての介護申請を進められ、ソーシャルワーカーからは元の生活に戻ることが目標との家族の言葉にその困難感を指摘されたにもかかわらず、Ｉさんはしっかりと目標とした元の暮らしを取り戻すことができたのでした。

以上説いてきたように、「できないことができるようになる」、という小さな、（しかし、恐い・辛いから大きく脱出できる）「量質転化」を創りだすために、どのような「相互浸透」を意図的に創り出すことが必要なのかとその時々に描きながらの実践を続けることが重要であり、それが、変化を創り出す、持てる力を引き出す看護そのものであり、弁証法と認識論を学ぶ意義であると改めて伝えておきたいと思います。

## 第八節　弁証法の学びは繰り返しの上にも繰り返しが求められる

最後に、改めて弁証法の学びについて理解をすすめるために、『〝夢〟講義』第五巻（南郷継正、現代社）を引用します。

---

弁証法の学びの大切な点は、復習また復習としての、繰り返しを嫌がらない、怠ることをしないということです。それも同じことの同じレベルでの、です。……

弁証法の学びは、現実の手と足で分かった出来事を、すなわち事実として分かったことをふまえながら、その事実の性質を見てとることであり、そして見てとった事実の性質を変化性、すなわち運動性において思惟する、深く考えてみることが大切なのです。繰り返しますが、弁証法とは事実そのものを直接に見てとることのみではなく、そこをふまえながらその事実の変化（運動）のあり方の性質一般を見てとることにこそあるのです。

端的には弁証法とは、変化を見てとるのではなくて、変化性すなわち変化している性質を見てとることにあるのです。運動性とは運動の性質であり、「どんな運動の性質を持っているのか」であり、かつ、「どんな性質を持った運動をしているのか」なのです。

それだけに、この変化とか運動を見てとるのはそう難しくはないのですが、しかし、弁証法で見てとるのはこの現象面での変化とか運動ではないだけに、とても難しいことになります。もちろん当然のことながらこれは最初は、性質が見えるわけもなく、見てとれるわけでもないのですから。当初何が見えるのかといえば当然に「変化しています」「運動しています」という事実が見えるだけです。

とはいうものの、これすら初心者には難しいものといってよいでしょう。だから最初に大事なことは、まず、その変化を見てとれるようになることであり、その運動を見てとれるようになることです。

こんな小さな「繰り返しの上の繰り返し」を飽きることなく（どんなに飽きても）続けていくことが弁証法のいわゆる達人（専門家）になる唯一の方法です。

以上は、弁証法の学びは、同じことの同じレベルでの学びの「繰り返しの上の繰り返し」がとても重要であるということの指摘です。「繰り返しの上の繰り返し」とあるように、看護の事実を弁証法と認識論の基本の学びをふまえて説き続けていくことが、弁証法をものにするための道なのだと改めて考えさせられます。そしてまた、弁証法というのは事実レベルの変化ではなく、変化のあり方の性質一般をみてとるものであるということも理解しておくべきことです。

本来であれば弁証法という言葉を用いなくても見事な看護というもののあり方を構造に分け入ってみてとったならば、そこには対象の変化性をみてとった対象理解と、対象の性質に沿った支援を見いだすことができる、として説いていくことができるものであるといえます。

しかし、今回もあえてくどいほどに弁証法に関わる言葉を用いています。それは、弁証法の学び始めには、教科書的な言葉の理解からが必要であり、看護という専門分野においてあてはめて考えることを続けていくという学びのプロセスを意図することがみなさんに弁証法の学び方を理解してもらうためには必要なのではないかと考えたからです。弁証法が弁証法としてあるのではなく、対象の現実性の中に弁証法性を見いだしていく、看護の具体性の中に見いだしていくことが学びの過程においては重要だということを理解してほしいと願っているからです。

本章では、看護者の取り組みではなく病む人の認識が中心となりましたが、具体例を通して、弁証法的な頭脳活動が可能になるための過程としての学びの繰り返しを、本書の看護実践の事実からの論の展開から少しずつでも学びとってもらいたいと思っています。

# 第八章　弁証法・認識論とナイチンゲール看護論を指針とした看護実践

## 第一節　対象者に寄り添うことができる看護者になるためには認識論の学びが求められる

本書では、現代の看護教育に求められているもの、それは「看護とは何か」の本質から、生活や健康に関わるすべての事象を一貫性を持って体系的に学びとること、またそれができるような論理的な頭脳活動を養成することである、として説いてきています。そして、そのような論理的な学びをするためには看護の知識的な学修とともに弁証法的なものの見方、考え方や認識論的な対象の捉え方を学んでいくことが重要であるとして、事例を通して弁証法や認識論を駆使した看護者の実践について取り上げてきました。

弁証法的に対象をみてとると対象がどのようにみえてくることになるのか、そしてその上で弁証法的に対象と関わると対象への実践のあり方はどのように変わっていくのか、そしてまた、同じように認識とは何かを理解して対象をみてとると、対象がどのようにみえてくることになるのか、そしてその上で認識とは何かを理解して対象と関わると、どのように実践のあり方が変わっていくのか、ということについて事例を通して説いてきています。

前章は、大腿骨頸部骨折をしてしまった七十歳代女性Iさんの生活と受傷後の思いについてみていきました。受傷後の耐え難い痛みを抱えての心情、手術後の身体侵襲に伴う身体の変化からくるはじめて体験する痛みと苦悩ともいえる心情について、認識（＝像）形成の過程性からみていくことでその苦悩の重層性がみえてくることに気づくことができたことと思います。Iさんの事例から、一般的にも病む人のおかれた身体の病みや弱まりからくる認識（＝像）形成力の弱まりと、それによる像のゆがみがもたらすものの正体を理解することができれば、看護者として患者の立場に立つ、ということに少しは近づくことができるはずです。ここで、少しは近づくことができる、と記したのには理由があります。

それは、患者の立場に立つとは簡単なことではなく、患者のおかれた身体と心の状態を一般的に理解した上で、対象者それぞれの個別性を捉え、そしてその上でその時その時の認識のありように添うことができてはじめて患者の立場に立つことができると言ってよいからなのです。

前章は特に、看護者の一言が患者の孤独と苦悩を引き起こすこともあるのだということを、ナイチンゲールの説く「身体が心に及ぼす影響」とのつながりにおいて説きました。

人間には「像を創り出す」という脳の機能としての認識の力があります。この像の創出が、良いものであれば、問題はないのですが、不安や心配などの悪いものであると、困ったことになっていきかねません。特に、病む人は、身体が病む中でその認識形成力に弱まりやゆがみが一般的に生じるために、病む人の心の中で生じさせられた不安はさらなる不安を呼び起こし、悪い方へ悪い方へとさらに想像を膨らますことになりかねず、自らの認識をいっそう不安な方へと自分の思いでさらに追い詰めていくことになってしまうのです。

それだけに、その不安に脅かされる心情から抜け出すためには、認識の形成の原基形態である「外界の反映」を良い方向へと自分の心で意識的に変化させ、創り出すことが重要であり、つまりは、外界の反映となりうる看護者の存在がとても重要な意味を持つことになる、ということなのです。

しかし、その時に病む人にどのような反映像をもたらすかによってはその心情を変化させられないかもしれません。場合によっては看護者の存在がより不安や苦痛を呼び起こすものになってしまうかもしれません。そうではなく病む人に安心感を与え、落ち着きを取り戻し、不安を忘れさせてくれるものになるかどうかは、その時の看護者の認識のあり方しだい、という怖さも抱えていることなのです。

だからこそ、看護者として病む人の心を整えることができるような看護者になるためには、対象者の認識（＝像）をみてとり、その認識（＝像）に働きかけるために、看護者自身の認識（＝像）をもみてとる実力が求められるのです。そして、看護者自身のこうなってほしいという目的像（＝看護者の認識＝像）をどのように表現すれば、その認識（＝像）を対象者に伝えることができるかという、認識（＝像）とその表現の関係性にも心をくだいていくことが求められるのが看護者の役割というものなのです。

「相手の立場に立つ」「患者に寄り添う」という言葉が、看護者の姿勢として簡単に使われる風潮がみられます。これは実際には大きな欠陥をはらむことになっていきかねません。というのは、看護者となったばかりの初心者にとって、この言葉は、「魔モノ」的だからです。初心者は、社会経験のオサない自分の気持ちのままに、「寄り添う」という発音レベルで用いかねないからです。それだけに、しっかりと「寄り添う」ことの認識論的意味が解かれ、説かれなければ、看護教育としては不完全だと言わざるを得ません。ところが、残念なことにどこの専門学校や大学でも認識論や弁証法は説かれていません。ですから、本書を学び続けているみなさんには、真に看護者として対象者に「寄り添う」ことの意味を知り、「寄り添う」ことのできる看護者として成長してほしいと思っています。

## 第二節　「看護職の倫理綱領」にみる対象者の権利を尊重するということ

さて、前章までは病む人と看護者という関係性から、いわば一対一でしっかりと対象者の心と身体のありように着目して、どのように関わることが対象者の回復につながる変化をもたらすことになるのかを考えていくことの重要性について説いてきました。

Iさんなら Iさんの、これまでの生活と病むに至った過程性、それをふまえての病からの回復のための現在の生活をどう支えていくか、また、それがどのようにIさん自身の今後の生活を創り上げることにつなげられていくか、ということをみてとっての関わりが重要であるということを説いてきました。複数の受持ち患者を対象としながら、一人一人に向き合うことの困難さもわかります。しかし、その現実をふまえつつも、一人一人を大切にしたい看護者としての思いはみなさんも共有できていることと思います。

『看護職の倫理綱領』（日本看護協会、二〇二一年三月）の前文には次のように示されています。

---

人々は、人間としての尊厳を保持し、健康で幸福であることを願っている。看護は、このような人間の普遍的なニーズに応え、人々の生涯にわたり健康な生活の実現に貢献することを使命としている。

看護は、あらゆる年代の個人、家族、集団、地域社会を対象としている。さらに、健康の保持増進、疾病の予防、健康の回復、苦痛の緩和を行い、生涯を通して最期まで、その人らしく人生を全うできるようその人のもつ力に働きかけながら支援することを目的としている。

看護職は、免許によって看護を実践する権限を与えられた者である。看護の実践にあたっては、人々の生きる権利、尊厳を保持される権利、敬意のこもった看護を受ける権利、平等な看護を受ける権利などの人権を尊重することが求められる。

このように日本看護協会の『看護職の倫理綱領』は、看護者の倫理的な実践に関わる指針を示しており、患者の権利を尊重することの重要性についてはみなさんも十分に理解できていることと思います。

しかし、そのような一人一人を大切に、その人の思いを尊重する、ということにおいても困難な場面があるということも知っておくことが重要です。すなわち、患者の権利の一つである、選択の自由の権利、自己決定の権利について、その権利を尊重するという場面において、看護者として何をどのように支援することが、選択の自由、自己決定の権利を尊重することになるのか、ということに悩み戸惑うことがある、ということです。

例えば、医療現場の中で対象者が選択や自己決定を求められる次のような場面に多く遭遇することでしょう。手術を受けますか、受けませんか、退院後は施設に入所しますか、在宅療養にしますか、急変して命の危機に関わる状況になった際に延命処置を望みますか、望みませんか、どこまでの延命処置を望んでいますか、病気とその予後について本人への告知をしますか、しませんか……、ということへの決断を求める場面です。

病そのものを受けとめることさえ精一杯な患者に向かって「さあ、あなたの権利を尊重しますよ、自分で決めてください」と突き放すことには決してならないことは理解できることと思います。それでは、必要な治療であるにもかかわらず拒否されたらどうでしょう。それも選択の自由、として受け入れるのがよいことなのでしょうか。意識のない、または判断能力が低下していると考えられる患者さんにとっての自己決定はどうあるべきなのでしょうか。代弁しているご家族の決定は本当にご本人の意思を尊重したものとなっているのでしょうか……。そのような場面で看護者としてどのように関わることが、尊厳を守ることであり権利を尊重することになるのでしょうか。

その人と家族にとっての最善の医療、最善の看護を提供したいと願って関わることは当然のことですが、その「最善」とは何なのか、その「最善」ということの判断は誰によるものなのか、その「最善」とする価値は誰のものなのか、その「最善」のあり方というのは一つなのか、と問うてみると簡単には答えがでないことにも気づくことでしょう。その人にとっての「最善」というものが一つではなく複数であることの難しさ、さらにはその「最善」とされるあり方が条件によって変化することの難しさが現実にはあるのです。患者と家族とで大切にしている価値が対立する場面も往々にしてあることでしょう。その中で「最善」を考え続ける姿勢と対話を通して対象者や家族と共有し続ける姿勢が看護者にとって求められているのであり、そうした時にこそ、「対立物の統一」という弁証法的な考え方が活かされるのです。本章でも事例から考えていくことにします。

## 第三節　脊髄損傷と診断されたＫさんの事例

七十歳代男性Ｋさんは、階段で転倒、転落し救急搬送されました。搬送先の病院で意識を取り戻した時は、脊髄損傷との診断で四肢の運動麻痺と感覚障害が生じていました。集中治療室のベッド上での数日は、病室内の機械音と人の動きは感じるものの視界に入るのは天井のみ、自分の身体は自分のものでないようで、実感がなく感覚が得られない不安感とともに夢と現実との中を行き来しているようで、天井が自分に向かって落ちてくるような、そのまま身体ごと真っ暗闇の地中に引きずりこまれるような錯覚と強い幻影に襲われながら恐怖の中で時を過ごしていたと後に語られていました。

Ｋさんは妻との二人暮らしで、それまでは不自由なく自立した生活をしており、散歩やドライブ、畑仕事等が日課という暮らし方でした。娘は一人いますが既に独立しています。娘は車で一時間ほどの距離に住んでおり、仕事が忙しくＫさん夫婦とは疎遠になっていたとのことですが、Ｋさんの救急搬送の連絡を受けて駆け付けた妻と娘はＫさんの病状と経過に関する説明をしっかりと受けとめているようでした。

Ｋさんの意識が比較的明瞭となり、検査の意図も理解し、自分の身体の状況も理解できている様子が認められた頃、Ｋさんへ医師から検査の結果をふまえた治療の方針に関わる説明がなされました。損傷部位の神経圧迫の除去を目的とする手術が適応であるという判断についての説明でした。手術の同意を得るための本人への説明でしたが、ベッド上で説明を受けたKさんは手術はしないという選択をしたいという思いをその場で医師に伝えました。理由は言わず、とにかく「しないことにしたい」ということでした。

続いて家族に対する医師面談となりました。Kさんの妻と娘が同席しました。神経圧迫による四肢の運動麻痺及び感覚障害が生じていること、神経の損傷の程度は現時点では不明であること、頸椎椎弓形成術の適応であるとして、その具体的な方法と効果について説明されました。また、手術を行うことで神経圧迫が除去されることにより神経麻痺の症状は回復する可能性があるが、損傷の状況によっては回復が見込めない可能性もあること、さらに高齢であることもふまえると手術を受けることによる二次的障害のリスクがあることについても説明がなされました。具体的な手術の方法も、手術による回復の可能性も、回復の限界の可能性も、手術に関わる様々なリスクについても丁寧に説明がなされた上で、医師からは、Kさん本人は手術をしないことを希望されているが、家族としての希望はどうか、Kさんと十分に話し合って決めてほしいとのことが言い渡されました。

Kさんの妻は動揺しているようでもあり、高齢ゆえに医師の説明の内容を理解しようと努めているものの十分には理解できず、Kさんが言うならその思いを覆すことはできないのでは、という消極的な思いを持っているようでした。娘もはじめてのことでどのように判断したらよいかに戸惑い、その判断には時間を要するようではあるものの、医師の説明から手術することで少しでも回復の可能性が高まるのであれば、Kさんに説明説得して手術した方がよいとの考えを持ったようでした。また、手術をしないのであれば現在入院している病院では治療することができないので転院することになる、という説明にも動揺し、このまま治療できないまま寝たきりの状態で病院にいられなくなってしまうことの恐れを強く抱いている様子でした。

Kさんは麻痺によりベッド上で動くことができない状況です。看護者は、身体の観察を続けつつ、Kさんに声をかけながら、身体を動かしたり、体位を整えたり、清潔にしたり、栄養管理をしたりと、Kさんが安全に、安楽に過ごすことができるようにと関わっていきます。そのような中で、手術はしないとするKさんと、どう判断してよいかの理解もあいまいなままKさんの言うとおりにするというKさんの妻、そして、最良の医療を受けさせるべきだと手術を希望しているKさんの娘、それぞれの立場と思いに直面して、どのように支援することが看護者として患者と家族にとっての最善になるのだろうか、家族としての意向を調整して判断できるためにはどうしたらよいのだろうかと悩んでいるのが看護者のおかれた状況です。みなさんならどのように考え、どのように支援していこうとするでしょうか、と少し考えてみてほしいと思います。

みなさんは、Kさんの思いは明確であり、妻もKさんの思いに同意している、対象者の意思決定を支える支援として「手術はしない、転院する」という判断で何も問題にはならないのではないか、と思われるでしょうか。そうではないはずです。なぜ、Kさんがそのような決断に至っているのかの思いに分け入ることが求められることでしょう。ですから、それぞれの当事者の思いをもう少しみていくことが必要だといえます。

## 第四節　治療方法の選択に関わるKさんとその家族のそれぞれの思い

まずはKさんの思いです。

「何でこのようなことになってしまったのか、家族に迷惑をかけてしまう。医師からの説明では受傷による炎症や浮腫の程度が落ち着かないと神経の損傷の程度と回復の可能性は判断できないとのことだ。手術をすれば回復するかもしれないが、麻痺は残るかもしれないとも聞いている。頸部の手術をしたことで逆に悪化したという例があることを以前どこかで聞いたことがある。手術を受けて、万が一障害を負ったり悪化したりすることになったら、と思うと怖い。自分の身体と自分の人生、このようなことになり悔いがないとはいえないが、このまま自然に任せておきたい。人間の身体には回復する力が本来備わっているはずである。自分もその力を信じてみたい。」はじめは理由も語らなかったKさんでしたが、手術の怖さやその迷いも認めた上で、自分自身の回復する力を信じていたい思いを、語られました。

続いてKさんの妻の思いです。

「お父さん（Kさん）がやりたくないと言うのであればその通りにした方がよい。これまでもお父さんは自分が決めたら譲らない人だった。手術をしてもその先がどうなるかもわからない。医師から手術の説明を受けたがよくわからない。これからどうしたらよいのか、手術をしてもしなくても今後のことが心配でならない。医師の説明では手術による治療をするのが当然のようだった、娘も手術した方がよいと強く言っている。意見の違いからお父さんの思いとの板挟みになるのは辛い。どうしたらよいかわからない。」

Ｋさんの妻からは、Ｋさんに逆らえない思いと医療者や娘にも逆らいたくない思いとの間で揺れており判断ができないものの、今後の生活を考えればＫさんの思いを尊重しないことによるＫさんとの関係悪化を一番恐れていることが伝わってきました。

では、娘の思いはどうでしょう。

「医師の説明によれば、現時点での最良の医療は手術をするという選択肢のようだ。この病院ではそれが可能である。父は意識はしっかりしているようにみえるものの本当に理解して判断できているのかはわからない。ただの医療不信のようにもみえる。時によって気持ちが変わるかもしれない。今、ここで最良とされる選択をしなければ後々に後悔することになってしまうのではないか。後悔だけはしたくない。父よりも母の不安定さが気になる。急に老いて判断力も落ちているように思える。もし、このまま手術をしなければ、回復するかわからないまま別の病院に転院となり、最悪の場合は寝たきりになって介護生活が始まるのだろうか。自分には仕事もあり、親の介護ができる状況にはない。自宅で介護できるだろうか、母一人で大丈夫だろうか。施設なども考えておかなければならないのだろうか。お金はどのくらいかかるのだろうか。自分がしっかりしなければ。」

Kさんの娘には、医療者の判断を信頼したい思いがあり、これまで疎遠であった両親の老いと病とに急に直面することになり、あえて医療者の推奨する治療をしない選択をすることで後悔することになってしまうことを恐れている思いが伝わってきます。また、今後、両親の介護によって自分の生活がどのように変わってしまうのか、先のことがわからないだけに経済的な不安も含めて、様々な疑問と心配が浮かぶ中で娘としての役割を担おうとの懸命な思いでいるようです。

では、医療者としての立場からの当事者の思いはどうでしょうか。医師は、「この症例では手術が有効、本病院での治療実績もある。手術にリスクはつきものであり、インフォームドコンセントとしては丁寧にもれなくリスクも説明しておく。手術を勧めるが本人と家族の同意が重要である。手術しないのであれば本病院でできる治療はない、リハビリの専門病院を紹介するしかない」という判断と思いです。

看護者はこのような中で、Kさんの病状と医療者側の治療目的を把握しつつも、医師面談の時の家族の様子やその後のベッドサイドでのKさんとの会話、妻や娘それぞれとの会話から、それぞれの思いを受けとめることになります。逆にそれぞれの思いを受けとめる機会を持とうともしないままに、「自分たちで決めてください」と文字通りの自己決定の権利の尊重という姿勢で向き合ったならば、大半の患者や家族は突き放された、見放されたと感じることになり、さらには「ワザとそうされた⁉」とさえ思うことになってしまいかねません。

家族看護においては、受傷したKさんはもちろん看護の対象ですが、Kさんの受傷により生活が変化せざるを得なくなったKさんの妻も看護の対象であり、Kさんの受傷により親の介護に直面せざるを得なくなったKさんの娘も看護の対象です。それぞれにはじめての事態に向き合うこととなり、それぞれの生活を組み立て直すことが求められる不安を抱え、不慣れな医療現場で説明を受けた限られた情報を基に、それぞれの意思を問われ、判断せざるを得ない状況におかれる中で、それぞれがそれぞれに葛藤を抱えることになっているということが想像できることと思います。そこを念頭におきながら、Kさんを中心としながらもKさんの妻、娘とそれぞれに関わり、それぞれの現在の、そしてこれからの生活をみてとりながら関わっていく、それが看護者の役割になるのです。つまり、Kさんの生活過程を整えるという看護の実際においてはKさん、妻、娘のそれぞれの思いを引き出し、尊重するということばかりでなく、それぞれの思いを調整し、家族としての思いを尊重するということも大切になってくるということです。

## 第五節　患者とその家族の意思決定に関わる看護者の姿勢とは

これまでに説いてきたように、それぞれの思いや認識は、直接目で見てとることはできないからこその難しさがあるのですが、関係性というものも直接的には目で見てとることはできません。ですからKさんの事例のように患者とその家族の意向が異なる場合に、その関係性に働きかけ、関係調整も行った上で納得のいく決断を下せるように支援することは難しいことも多く、看護者の戸惑いやジレンマが生じる可能性もあるのです。

このことがはじめに説いた、その人の「権利を尊重する」ということの簡単ではない中身なのです。この事例では、「手術する、しない」のどちらが正しい判断といえるのか、という中での看護者の戸惑いでありジレンマですが、どちらが正しかったか、ということが問題になるのではなく（問題にしてよいワケもなく）、どのようにその意思決定プロセスを本人とその家族が辿ることができたのか、ということが実は最も重要なことなのです。すなわち、本人とその家族が十分に判断できるだけの情報を得ることができているか、ということも意思決定プロセスにおいては重要なことです。

だからこそ、看護者が医師面談に立ち合い、本人と家族がどのように理解できているか、理解できるように伝えることができているか、疑問に思うことがあれば臆せず尋ねることができるようにするためにも看護者の存在は重要になりますし、そのように本人と家族のために存在していることが求められるのです。

そのようにして、本人と家族が十分に検討した上で決定したことであるならば、どのような判断であれ、その家族がその時点での最善だとして判断したこととして尊重していく、それが看護者としての姿勢です。その判断までのプロセスを一緒に辿り、その判断を引き受け、その意思決定が正しかったと本人と家族が振り返ることができるように、その意思決定の中での最善のあり方を見出していくことが看護者としての次なる支援の姿勢ということになります。

なぜ、この判断までのプロセスを重視しなければならないのかといえば、人は多かれ少なかれ、選択したことの結果よりも選択しなかった方がよかったのではないかと後悔してしまうものだからです。どちらが最善の選択といえるのか、それはわかりません。なぜなら、両方の選択をすることはできないからです。Kさんの事例でいえば、手術をするということとしないということは直接には両立することはできないのです。どちらかを選択するしかないのです。手術しなかったことを後悔し、自分や誰かを責めるようなことにはなってほしくありません。

そうであるからこそ、選択した方の答えが最善となりうるようにその後の生活をよりその人にとっての回復過程となるような道筋にしていくことが重要なのであり、後悔しないほどに熟慮してのものであったと本人と家族がしっかりと信じ続けることが、その後の生活において意味をなすことになってくるはずだからなのです。

看護者においても同様です。あの時、あの判断でよかったのだろうか、あの時ああすれば、こうなったかもしれないと後悔とともに振り返り、真面目で熱心に対象者に寄り添おうと努力している看護者であればあるほどに思い悩むことになりかねない現実もあります。だからこそ、この時においては最善の選択なのだ、との思いも意識的に表現し共有しておくことが大切になってくることといえるのです。

## 第六節　対象者の最善の選択を導くために看護者が指針としたもの

それでは、この事例でのKさんにとっての最善の選択を導くための支援において、何を指針とすることができるのでしょうか。そして、その選択をその後の支援にどのようにつなげていくことが求められるのでしょうか。

それは一つには、やはり弁証法と認識論を意識化した関わりです。前章では、以下のように説きました。

「看護者は、回復に向かう心境に変化させることができるような認識の「相互浸透」をもたらすには、どのような存在としてそこに居ることが求められるのか、そして、どのような言葉をその時その時にかけていくことが、看護者としての関わりとして相手の心に「浸透」できるものになるのか、と問い続ける姿勢を持ちたいものです。このような看護者の問いかけと姿勢があり、かつ看護者の認識をどのように患者に伝えるか、患者の心に届くような言葉で態度で表現で伝えられるかどうかがまた看護者として養うことが求められる技（本物の看護技術）だということができるでしょう。」

その対象の認識＝感情像に分け入る技を用いて、Kさんの思いとKさんの妻の思いと、Kさんの娘の思いの、それぞれの立場での不安や困難感や願いといったものをしっかりとまずはそれぞれの立場から受けとめ支持することです。そして、次に、それぞれの思いを直接に伝え合える場面を創る、もしくは、Ｋさんの思いと妻の思いと娘の思いのそれぞれを看護者がつなぎ、伝えていくことです。それによって、それぞれの立場から、手術をすることによる影響とその予後について、そして反対に手術しないことによる影響とその予後について、十分に理解し、なぜ、手術しないことを選択したい思いがあるのか、なぜ手術した方がよいとの思いがあるのか、を理解し合えるようにするのです。

それこそが関係性を調整するという家族看護の支援のあり方なのです。あえて、弁証法の用語であてはめてみるならば、「あれか」「これか」の判断を「あれもこれも」の理解をする段階を経て、「あれか」「これか」の判断を下すという「否定の否定」の構造を含むものとしてみてとることもできますし、それぞれの認識が相互に浸透する（相互に浸透させる）ことによって、結論を出すに至る、という量質転化を起こすことができた、ともいえるでしょう。また、反対物（反対意見）を意識的に受け入れることによって本物に到達する「対立物の統一」という見方ということもできます。いずれにしても弁証法の法則性や言語はどうあれ、対象の運動性、対象の認識の構造に分け入ることができれば、結果としてそれは対象の性質に沿った（Ｋさん家族の真に導き出したかった）答えにたどり着くことができるのです。

## 第七節　ナイチンゲール看護論を指針とした看護実践

最後に看護者にとってのもう一つの大きな指針をおさえておくべきでしょう。それは、改めて言うまでもなく、「看護とは何か」の本質からの問いかけです。

ここでのKさんの事例では、結果として、Kさんと妻の思いを娘も受けとめ、手術はしないという判断に至りました。看護者としてその思いを支持できる、と判断したのには理由があります。それはKさんが本心から語られた「人間の身体には回復する力が本来備わっているはずである。自分もその力を信じてみたい」との言葉です。

「回復する力があるはず」との信念を持って生活過程を整え、リハビリを重ねることができればKさんが望む今後の暮らしを描くことができるはずだと看護者も信じることができた、ということでもあります。その信念があれば、神経麻痺と感覚障害がある中での辛く厳しい、そして変化のみえない長い長いリハビリに耐えることができるはずとの思いにもなります。ですから、その考えに至った過程も含めての看護者の支持する思いはしっかりと伝えておきたいことです。そして、信念を持ってのリハビリを積み重ねることの重要性とそのように自らの可能性を信じることのできているKさんへの尊敬の思いも意識的に伝えることにしました。

さらに、看護者としての支援として重要なことは、KさんとKさんの妻、そして娘自身が、生活過程を整えることのできる視点を身に付けることができるようにすること、言い換えれば、Kさんの生活の場面場面において、自然の回復過程がうまくすすむようにその要素を整える方法を知ってもらうことです。Kさんが一般的に「回復する力が備わっているはず」と理解していることを本物の理解につなげておくことで、セルフケア機能を引き出すことにつながるはずです。入院中は看護者によって整えられることも多いですが、ベッドサイドにいる妻にも、さらには今後退院してからの生活をも考え併せるならば、看護の指針を家庭看護の指針として伝えておきたいと思ったのです。そうであれば、次のナイチンゲールの言葉は、どうしても共有しておきたいことです。それは、『看護覚え書』（前出）の序章に記された、ナイチンゲール看護論の真価ともいえる言葉です。

---

まずはじめに、病気とは何かについての見方をはっきりさせよう。――すべての病気は、その経過のどの時期をとっても、程度の差こそあれ、その性質は回復過程〔reparative process〕であって、必ずしも苦痛をともなうものではない。つまり病気とは、毒されたり〔poisoning〕衰えたり〔decay〕する過程を癒そうとする自然の努力の現われであり、それは何週間も何ヵ月も、ときには何年も以前から気づかれずに始まっていて、このように進んできた以前からの過程の、そのときどきの結果として現われたのが病気という現象なのである――。これを病気についての一般論としよう。

もしわれわれがこれを病気の一般論として受け入れるとすると、すぐさまこの反対を証明しようとする逸話や実例が持ち出されるものである。……

病気というものを注意して見つめているとき、それが個人の家であっても公共の病院であっても、経験豊かな観察者を強く牽きつけることがある。それは、その病気につきもので避けられないと一般に考えられている症状や苦痛などが、実はその病気の症状ではけっしてなくて、まったく別のことからくる症状――すなわち、新鮮な空気とか陽光、暖かさ、静かさ、清潔さ、食事の規則正しさと食事の世話のうちのどれか、または全部が欠けていることから生じる症状であることが非常に多いということなのである。……

自然がつくり出し、われわれが病気と呼んでいるこの回復過程は、こういったことのひとつまたは全部に対する知識の不足か、あるいは注意が足りないために妨害されてきて、その結果、痛みや苦しみや、あるいは過程そのものの中断が起こるのである。

患者が冷えこんでいるとか、熱があるとか、ぐったりしているとか、食後に嘔気があるとか、褥瘡ができているとかするのは、たいていのばあい、病気のせいではなくて看護のせいなのである。

私はほかに良い言葉がないので看護という言葉を使う。看護とはこれまで、せいぜい薬を服ませたり湿布剤を貼ったりすること、その程度の意味に限られてきている。しかし、看護とは、新鮮な空気、陽光、暖かさ、清潔さ、静かさなどを適切に整え、これらを活かして用いること、また食事内容を適切に選択し適切に与えること——こういったことのすべてを、患者の生命力の消耗を最小にするように整えること、を意味すべきである。

……

最初にあげた一般論への反論にもどろう。もしわれわれがこう尋ねられたとしたらどうであろう——「こんな病気が回復過程といえるのか？」「このような病気に苦痛がともなわないことがありうるのか？」「どういう世話をすれば、こういう患者にあの痛みこの苦しみを起こさせないですむのか？」——。これらに対し、私は知らないといちおう答えておく。しかし、その病気による症状を取り除くのではなくて、私が述べた自然の回復過程をうまくすすめる要素のひとつまたは全部が欠けたために患者に現われる痛みや苦しみを、もしあなた方がすべて取り除いてしまったならば、そのときこそ、その病気から切り離せない症状とか苦痛とかがどんなものであるかが、お互いに納得できるであろう。

私たち看護者が、折に触れてこの言葉に戻り、その原点を確かめながら指針としている言葉を、Kさんと K さんの妻にもしっかりと伝えました。

Kさんはその後、下肢の運動、感覚機能は少しずつ回復し、両上肢不全麻痺のみが残りました。両上肢の痛みと痺れはひどく、看護者が廊下を歩く振動だけでも全身に強烈な痛みが走るほどのものでした。ナイチンゲールの言葉に示された一般的な反論にある、「こんな病気が回復過程といえるのか?」「どういう世話をすれば、こういう患者にあの痛みこの苦しみを起こさせないですむのか?」という心情がKさんと妻にも心に渦巻くことがあったにちがいありません。それでも、回復過程であることを信じ、「自然の回復過程をうまくすすめる要素」を整えていくことが、回復への道なのだと信じ、しっかりと貫き続けています。その後、リハビリ専門病院を退院し在宅療養になってからも、食事を適切に整え、陽光や静けさを整え、特に暖かさにも気を配り、身体を特に肩から手掌を温め続け、そして妻による手掌の温かく優しく触れるマッサージを継続していったKさんでした。

以上のことは、自らの変化の可能性を信じることがなければ、寝たきりになってしまうことも考えられる事例だとしっかり認識してかかることが重要です。そこをしっかり分かる努力をしていった結果、ご本人の信念と家族の看護の力によって、少しずつ上肢の動きも手指の動きもできることが増えていっているKさんの現在です。

看護者にとって地域で関わり続けることになったKさんの実例は、看護に関わる信念に立ち返らせてくれるものであり、私たち看護者が看護の道を貫くための大きな支えとして受けとめることができると思えてきます。

# 補　章　看護の現在をナイチンゲールの原点に問う
## ――ナイチンゲールの発見や取り組みを現代に活かすには

### 第一節　病むにいたる過程性は生活の中にある

少子高齢化の進展、社会状況の変化に伴い様々な健康課題が現象している現代において、社会における看護職の活躍の場や求められる役割は多様となり、その期待はますます高まっています。そのような中で求められる役割が多様に、また専門分化していく現在であるからこそ、時代が変わっても決して変わることのない、看護としての基本的なものの見方、考え方、看護とは何か、というその本質を常に問うことが求められます。

その本質であり看護の原点を教えてくれるのがナイチンゲールです。そこで、ナイチンゲールの説く看護の原点に立ち戻り、ナイチンゲールの発見や取り組みを現代における看護に活かすための視点について考えていくことにします。

さて、ナイチンゲールは『看護覚え書』（前出）の補章において、「この世の中に看護ほど無味乾燥どころかその正反対のもの、すなわち、自分自身はけっして感じたことのない他人の感情のただなかへ自己を投入する能力を、これほど必要とする仕事はほかに存在しないのである」と説いています。

生活や環境を整えることを重視しているナイチンゲールですが、地域看護の場面においては、自分自身で整えることができるように相手の心にはたらきかけることが求められますし、臨床においても病む人の心を整えることもその人の回復にとって欠かせないケアになることでしょう。そのためこの「他人の感情のただなかへ自己を投入する」というナイチンゲールの言葉を活かすことの大切さを考えさせられます。

事例から考えていきたいと思います。

在宅療養を続けている六十代後半の妻を介護している夫から相談がありました。

六十代後半の女性Mさんは数年前に脳梗塞を起こし、約半年間の入院治療、リハビリ訓練を受けて現在在宅療養中。右不全麻痺、失語症の障害があり、言語による意思の疎通は困難。日常生活行動はほぼ全面介助が必要です。介護用に改修したマンションに七十代の夫と二人暮らし。週四日間デイサービスを利用、週一日訪問看護、毎日朝の着替えや身支度、排泄の援助等のためにホームヘルパーを利用しています。

夫からの相談の内容は次のようなものでした。

「最近、妻の介護でとても困っている。食欲がなくなってしまい、今までのような食事、いわゆる固形物を全く受けつけなくなってしまった。言葉が話せないので妻が望んでいることが分からず、いろいろ試してみたけれどもだめで、今では飲み物を飲むこともしかしなくなってしまった。もうどうしていいか分からない。医師に相談してもこのまま様子をみようといわれるばかりだし……。デイサービスにいっても疲れた様子で車椅子に座り、うつむいたまま過ごしていることが多くなっているようで、自宅にいても全く意欲がなくなってしまった。ケアマネジャーに相談したら心療内科の受診をすすめられたけれど……」このように語りました。

訪問看護による機能訓練の時も以前はわずかではあっても発語がみられたのに、最近ではなされるがままにして目を閉じていることが多くなってしまったとのことであり、食欲も意欲もなくなっている妻に対してどう接したらいいのか、どう対応したらいいのかわからずに不安になっての相談のようでした。

このような相談を受けたら、みなさんはどんな思いや考えを浮かべるでしょうか。そしてどのように関わろうと考えるでしょうか。

ここでMさん自身の思いに二重化してみるとどうでしょうか。

なぜそのような状況になったのか、今のその人の身体の状態、心の状態を、脳梗塞で突然に倒れたときの状況からどのような身体の状態の変化があったのか、心の状態の変化があったのか、ということから考えようとすることができますか。このまま食欲がなく、わずかな飲料だけで過ごすことになったらどのようになってしまうだろうという、このような状況から予測される今後の身体の状態、心の状態を思い浮かべることができるでしょうか。

Mさんをとりまく社会関係、専門職者を含めての人々との関わりや特に重要な役割を果たしている夫との関わりがどのようなものであったのだろう、と考えようとすることができますか。熱心に介護しようと努力しつづけているにもかかわらず、受け入れられないことによる夫の心の状態、その思いや願いはどうでしょうか。

「生命力の消耗を最小にするように生活過程を整える」、そのためにはこの状況をどのようにみてとり、どのように関わっていくことが、Mさんにとって求められることなのだろう、どのような言葉をかけることが、今のこの人をよい状態に変化させることにつながるのだろう、というさまざまな思いが次々と浮かんでくるのではないでしょうか。

このように、少し具体的に考えただけでも、看護する対象となる人は、日々の生活のなかで変化しつつ過ごしていること、病んだ人がいるのではなく、また、病んだ生活があるのではなく、病むにいたった過程性が、その生活の中にあるのだということ、それだけに、回復過程を辿るための過程性を導く鍵もその生活の中にこそある、といえます。

逆に、その過程性がみてとれないと、脳梗塞後うつ病というような診断名のみつけられて、心療内科の受診をうながすような方針をたてることになりかねない、ということにもなりますし、それではなんら看護になりえていない現実となってしまいかねないのです。Mさんを回復に導くことができるのは、看護者のその人への、そして介護者である夫への関わりの質が大きく関わってくることになります。

## 第二節　対象者の思いに二重化するには

実は、ナイチンゲールも「変化」の重要性について説いています。ナイチンゲールは実践に関わって具体性のレベルでの「変化」の重要性を説き、生活上の「変化」がいかに患者を回復させるものか、逆に「変化」のないことがいかに患者を消耗させているかということを指摘しています。

……変化を持てない病人のばあい、心の悩みはますます募り、病室の壁面にまで心配ごとが掲げられているように見え、ベッドの周囲に心配ごとの亡霊が彷徨うのを感じ、そうして、変化という救いの手がさしのべられないかぎり、つきまとって離れぬ想念から逃れることは不可能となっているのである。

胸のなかでは、愉しい想いは抑えられ、なぜか辛い想いばかりが頭をもたげてくる。それは病人自身にとってたいへんな苦痛なのであるが、なぜそうなってしまうのか、自分にもわからない。そこで病人は、その理由を考えて自問自答する。そんな自分自身を不甲斐なくも思う。

（『看護覚え書』前出）

ここでまずは少しでもMさんの思いをわかることが大事になってくるのではないでしょうか。Mさん自身でもどうしてなのかわからない、それでもなぜか食欲も気力もでない、辛い想いばかりが頭をもたげてくることになってしまっているであろうMさんの思い、心の内をわかることが大事になってくるのではないでしょうか。

失語症で言葉を話すことができないMさんであればなおさらに、その表情から、その時々の思いを受けとめることができることが必要であるということでもあります。食欲がなくなり、うつむきがちに過ごすことが多くなり、そのことによってますます意欲をおとすことになっており、悶々と過ごすことになってしまっているMさんの心の状態が、少しは想像できるようでしょうか。そんな人に対してみなさんだったら、どんな言葉をかけようとするでしょうか。

さて、夫からの相談を受け家庭訪問をした際の様子は次のようなものでした。介護用にマンションを購入し車いす用に改修された部屋で、ベランダからの景色もみえるように工夫されていました。また、日中横になるベッドはリビングに、夜寝るのは寝室に、というようにMさんにとっての療養生活をよりよいものにしようとしている家庭内の様子がみてとれました。介護者である夫は、室内の様子を説明しながら、一生懸命に介護してきていることを語ってくれていました。

そのように夫が一生懸命に語り続ける一方、その傍らでMさんは、じっとうつむいたまま目を閉じ、車いすに沈み込むようにかがみこむように座っている状態です。

## 第三節　変化（の過程）を創り出す看護

少し看護のひとコマを考えてみましょう。実は、このMさんが長く手工芸作品制作の講師をしていて、訪問をしてみると、その作品が夫の配慮で部屋に飾られているということがわかりました。そこでうつむいて目を閉じているMさんに、手をとって目を合わせ、「Mさんの作品ですね。今日はじめて見せていただきました。これはどうされたのですか」と作品のほうに目を向けるようにうながしました。

するとと、うつむいて沈み込んでいたMさんの顔がとたんに明るい表情に変わりました。そして顔をあげて必死に、言葉にならない言葉を表現しようとされていた、という事実がありました。このことは、ナイチンゲールのいう「変化」の過程、つまり辛い自分の気持ちだけと向きあっていると予想される状態から、その作品にまつわる思いを呼びおこすような視点の転換が、こうした言葉によってなされたということができるのではないでしょうか。それまでのその人の生活を知ることは、その人の望む「変化」の過程への糸口にもなりうるととらえることができるといえるのではないでしょうか。

また、「食事がとれなくて」としきりに夫がどんなに工夫しても、無理に食べさせようとしてもうまくいかなかったことを語っている場面では、夫の努力に対して配慮する一方で、無言でうつむいたまま聞いているMさんに「どうして食べられなくなってしまったのでしょうね。食べられなくなって一番辛いのはMさんですものね」と語りかけると、とたんに顔をあげ、訴えるように大きくうなずきかえされる、ということがありました。

こうしたことも、うつろな目をしていた人とは思えない大きな表情の変化であり、それだけの心の動きをもたらすひと言であったととらえることができます。このような、本当にささいな関わりの場面でのひとコマが、Mさんへの次の看護へと確かにつなげられていく、重要な関わりになっていく、ということが、みなさんに分かってもらえるのではないでしょうか。

ナイチンゲールは、健康な人であれば自分で場所を変え、気分を変えることができるけれども、病む人はそれができない、思いわずらうことの理由をいろいろと考えるほどに、もっと辛い気持ちがつのることになってしまう。だからこそ、看護者が変化を創りだすことの重要性があるとして次のように伝えています。

---

患者の眼に映るいろいろな物の、その形の変化や色彩の美しさ、それはまさに、患者に回復をもたらす現実的な手段なのである。

……

患者に必要なものは、自然が与えてくれるあの感銘なのである。（『看護覚え書』前出）

以上のようなナイチンゲールの言葉から、変化（の過程）への配慮と、それが得られない気持ちへの配慮に関わる言葉をかけること、そうしたわずかなひと言が、どれだけ意味を持つか、ということをぜひ理解してほしいと思います。看護者からの患者へのひと言がどんな重みを持つものであるかということをしっかりと心にとめておいてください。

このようにナイチンゲールは「変化」（の過程）をつくりだすことの重要性を説いていますが、Mさんの事例にみるように、看護者の存在そのものが変化を引き起こす可能性を持っている、ということもいえるはずです。看護者の表情が、声かけのひとつひとつが、Mさんの目に映り、耳に届き、そして心に届いているという意味で、看護者自身が変化をおこす存在そのものになっている、そんな存在でありたいものです。

## 第四節　認識とは「像」であるとは

続いて認識とは「像」であることを理解するための事例を紹介します。

膀胱癌のため膀胱全摘術を受けた八十歳代の女性Nさんです。手術は約九時間にも及ぶものでしたが、身体的な術後合併症もなく、無事大手術を乗り越えたかのようでした。

しかし、手術後二日目の朝、その人のいる病棟リカバリー室へ行くと何か様子が変でした。聞いてみると、昨夜、Nさんが急にわけのわからないことを叫びだし、点滴を自己抜去し、血まみれになった状態で「コワイ」「帰る」と大騒ぎになったとのことで、安全のために抑制帯でベッドに固定された状態でいるのでした。

これは、外科的手術後に大きな侵襲があった場合に、特に高齢者には多くみられる術後精神障害（せん妄）といわれるもので、術後におかれた環境や身体状況、精神状況から引き起こされてくるものであるということはご存じのことと思います。

もうすでに落ち着いているその人と少しお話ししてみると、「昨夜は夢をみていたみたいで、変になったようだ」といわれました。また「昨日は天井に蛇がたくさんはっていて、本当に怖かった。今もあそこにいる、あなたには見えない？」と。

Nさんにみえている世界は、たしかに恐ろしいものです。一晩中そこで眠らされ、さらに動けないようにベッドに固定されて、「コワイ」と叫ぶしかなかった、Nさんの思いを想像できるでしょうか。

その時のアタマの中の像を、ココロの中の思いを感じられなければ、術後せん妄はよくあること、安全が第一、として「そんなことないですよ。蛇なんていませんよ」という一言ですまされてしまいかねません。そのことがどんなにNさんを脅かす一言であるかということをわからずに……。

みなさんなら、このような場面におかれたらどうしようとするでしょうか。

ここで、蛇がいるという現実は共有することはできないでしょう、しかし、蛇が見えて恐怖におびえているNさんの気持ちは理解できます。「怖かったでしょう……」という思いは少なくとも理解できますし、Nさんへ伝えたいことです。

病棟では、回復をすすめるために術後の早期離床がすすめられていますから、その日から少しずつ体をおこしていき、車椅子での病棟内の散歩から始めることになっていました。Nさんも「今日は無理かな」と言われながらも、動いても大丈夫なこと、その方が早くよくなることを伝えるとすすんで車椅子に移られました。

そして、ゆっくりとお話ししながら病棟のフロアをひと回りして、元の部屋にもどると、Nさんはいわれました。「ここは私の部屋ではない」と。

確かにNさんのさっきいた部屋に帰ってきたはずであるのにもかかわらず「違う」といわれたら、みなさんだったらどう答えられますか。「いいえ、ここは確かにあなたの部屋ですよ」と伝えればよいでしょうか。その一言がNさんにどのようなイメージを像を描かせることになるでしょうか。

少し、Nさんの視点で、その時のアタマの中を見ようとしてみてください。散歩にでる前にNさんがベッド上から見えていたその部屋は、ただ天井とナースステーションへ続く入り口です。しかもNさんの目に映っていた天井は昨夜の薄暗い、(蛇のはっていた)怖いイメージだったと想像できます。一方、散歩から帰ってきて入り口からその部屋を眺めてみると、車椅子の視点からは、まず大きな窓が目に入ります。空の見える窓と、シーツの張り替えられたベッドが目に映ることから、今見えているものからは、Nさんにとっては違う部屋に見えるだろうと理解することができます。

## 第五節　像の変化を促す看護

Nさんの「ここは私の部屋ではない」という口調とその表情は、嫌がっているというわけではなさそうな様子でした。そこで、「違う部屋のようですか?　たしかにNさんのお部屋なのですけれど」と伝え、さらに「ここはとても明るい部屋ですね。窓からみえる眺めも、とってもいいようですね。ここのお部屋でもよいですか?」とお聞きしてみました。するとNさんは「うん、そうだね」と答えられました。

「昨日は怖い思いをされたといわれていましたけれど、ここならよさそうですね」というと、Nさんは「うん、いいね」と、とても満足された様子で、すすんで窓の方をご覧になり、ベッドにあがられました。

もしここで「いいえ、ここはたしかにあなたの部屋ですよ」ということだけを伝えていたらどうでしょう。たとえ、Nさんが納得してベッドに入ったとしても、今夜もまた恐ろしい夢を見ることになってしまったかもしれません。

これは本当にささいな関わりの一場面ですが、ひとつひとつの言葉のやりとりをしながら、その人の認識＝像を見つめることが看護の場面では常に求められることだと感じられたのではないでしょうか。人と人との関わりはこうした像を介してのやりとりが行われているということを知っておいてほしいと思います。それが弁証法という学問で一般的に説かれる「観念的二重化」という言葉の中身なのです。その人の認識、像そのものを理解することで、変化を促すことができることにもなるのです。

どうしてその人はそのようなことを言われているのだろう、その人にはどんな「像」としてアタマの中に描かれているのだろう、と相手の言葉からその認識を見つめようとする目を持っているかどうかで、看護者の言葉のかけ方が違ってくるのではないでしょうか。単に妄想という病の言葉でくくってしまうのではない、看護としての関わりが看護師にはできると思うのです。

自分の思いや感情からではなく、相手の思いや感情、それがどうして生じているのか、それが、その人の病の回復過程にどう影響しているのか、良い面であれば、積極的に支持する言葉をかけ、良くない面であれば、どうすれば、どういう言葉をかければ、どういうケアを行えば、その像に変化をもたらすことができるだろうか、ということを考えていきたいものです。

それがココロのはたらきをふまえた「生活過程を整える」ための関わりのひとコマひとコマであり、看護であると思うのです。

## 第六節　心を看る看護の重要性

さてNさんが「コワイ」「帰る」と叫ぶしかなかった、その時の認識はどのようなものだったのでしょうか。

これは、外科的手術後に高齢者にはよくみられるせん妄である、といわれるように、高齢期にある人が手術によって影響を受けた身体の状態、それによる脳への反映の違い、結果としてせん妄といわれるほどの怖い認識の形成にいたる、という一般性は当然に考えられることですが、もっといえば個としての「その人の認識」が問題となります。このことは、Nさんがそれまでに語ってくれた生活体験の中から「コワイ」という言葉になった、様々なこの方の像が想像できます。

それは、戦後になって移り住んだ地域で、貧しい中、夫とともに花を育て、その花を売って生計をたててきていたこと、花を束ねる作業をずっと行ってきていたこと、Nさんは高齢になった今でもその仕事は続けていること、自分が入院して家族が困っているのではないかと心配していたこと、などです。

そうしたことが、Nさんが語られたそれまでの生活の状況でした。

その花を束ねる作業は薄暗い、冷たい床に座って早朝から行う厳しいものだそうです。それを語るときの辛そうな表情が、「コワイ」という叫びになったときのNさんの像として重ね合わされるようです。つまり、寒くてじめじめした真っ暗な小屋の中に一人とり残された自分、天井に蛇がたくさんはっている、怖くて逃げ出したいけれども動くことができない状況、その怖さと不安と辛さと……、が想像できてきます。

それが、手術による体への侵襲による脳の認識形成力の弱まり、不安な像の増幅として理解されてくるはずです。

そのようなNさんの状況を、言葉からだけでなく、その人の育ってきた、そして生活の中での経験からの、いろいろな像を重ね合わせながら、少し想像しようとしただけでも、この辛さと冷たさと暗さと怖さとが、不安な感情を呼び起こすものとして、すごく、すごく感じられることでしょう。どんなにか辛かっただろう、どんなにか怖かっただろうと思いをよせることができるでしょう。それができてこそ、こうした感情が看護者として「何とかしたい」という感情につながってくるのですから、どれだけその人の、個人としてのかつ個性としての認識（感情）に近づけるかが問題とされなければならないと思うのです。

心を看るというのは、実際のその人の認識、それを「感情像」というのですが、その像の変化をみてとり、できるだけ回復にとって良いものであるように整えることといえるでしょう。目や耳からの反映が心のあり方に変化をもたらします。

Nさんの場合でいえば、ベッドから離れて車いすで病棟内ではあっても移動することで、その反映に変化があったということができます。そのため偶然に散歩から戻ったときに「違う部屋」との錯覚がおき、それを表現されたわけですが、このNさんの表現からその像をみてとって、それに対して会話をすることによって、つまり、それを看護につなげることができた結果、その関わりが、「いい部屋に移れた」と思える「ここなら安心」「よくしてもらってありがたい」「早くよくなりたい」という感情に変わってくることができたのではないかととらえかえすことができると思います。

## 第七節　病む人の回復過程を支える家庭での生活

さて、続いて生活の過程性をみてとる看護について考えてみたいと思います。三つ目の事例です。

五十歳代前半の専業主婦のOさんからの電話での訴えは次のようなものでした。

「喘息を長く患っており、発作は夜間に週に二、三回繰り返している。喘息の治療として長くステロイド剤の内服を続けている。最近はずっと体調が悪く、日中はほとんど起きていることができない状態で、むくみや腹部の張りや痛みもある。自分の体はいったいどんなことになってしまっているのだろう。夫と息子二人にせめて料理をつくってあげたいけれど、家事をすることもできずとても悲しく辛い。病院を受診しようと思うけれど検査してもこの辛さは理解してもらえない。薬だけ家族にとりに行ってもらって受診はしていない」、これがOさんの訴えでした。

みなさんが、担当地域のOさんからこのような電話での相談を受けたらどのように応えるでしょうか。

「それは辛いことですね」として話を聞いて「それでは」と受話器をおきますか。それとも「いつから症状はありますか、薬は何を服用していますか、どこの病院にかかっていますか、すぐに受診してください」として、病院にいくように伝えて電話をきりますか。

しかし、以上の例は単に電話ですますことができるとは思えません。できることなら直接に訪問して状況を把握してから必要な支援のあり方を考えていく必要性がありそうです。

そこで実際に「それでは、訪問してみましょうか」ということになって、さっそくに、Oさんの住むアパート二階を訪ねてみました。

チャイムを押すと、玄関を開けたパジャマ姿でだるそうな表情のOさんに迎えられました。そのまま奥の寝室にしている部屋に進み、Oさんは横になりました。

家庭での様子をみると、六畳程度の寝室に二組の布団がぴったりと敷き詰められた状態でした。一方はOさんが夜も日中も眠るために、もう一方は夜仕事から帰ってきた夫が寝るためにずっと敷いたままにしているとのことでした。枕元には薬の束があり、喘息の薬に加えて利尿薬、便秘薬、睡眠薬が入っています。

その日は初夏の陽の強くなりかけの午前中の訪問でしたので外は少し汗ばむくらいの快適な気候でしたが、Oさんの部屋では、窓もカーテンも閉め切り、陽は入らず電灯がつけられていました。

空気が動くと咳がでるような気がするといい、窓を閉めエアコンを一日中つけている、とのことで、外の空気とは全く異なる、ひんやりとしてどこか湿った空気の中で、Oさんは布団に横たわり、そして体調の悪さと辛さとをしきりと訴えるのでした。

生活の様子を聞いてみると、食事は食欲がないときはほとんど食べられず、その日は野菜ジュースを少し飲んだだけ、普段は会社帰りの息子が総菜を買ってきて、家族四人がばらばらにそれぞれで食事をしているとのことでした。

Oさん自身は小学生のころから肉や魚、卵は食べられない、食べたことがないといいます。また、夜に眠れない日が多く、明け方近くになってから薬を飲んでしまうので、午前中も眠気がとれずだるくて布団に横たわるしかない、という生活が続いているということがOさんの話から少しずつわかってきました。

さて、みなさんならこの様子をみて、どのように考えるでしょうか。

ナイチンゲールがこの様子をみたらきっと「人間が、神が備えられた回復への過程をだめにすることにおいて、これ以上のひねくれもないであろう」（『看護覚え書』前出）というのではないでしょうか。人間には回復への過程を創りだす力が本来備わっているのに、その力を活かさずだめにするような暮らし方をしているのではないか、ということです。そしてそればかりでなく、せっかくの「自然が癒すはたらきをどうして活かそうとしないのか」と嘆く声が聞こえてきそうです。

それではここで、私たちはどうすればよいのでしょうか。

## 第八節　家庭での療養生活を整える看護とは

それは、当然ながら閉め切った薄暗い部屋に対しては「陽光」をとりいれることであり、またエアコンによる過度な空調に対しては自然の新鮮な空気を取り入れ「換気」をすることであり、そしてまた、寝具にも空気を通し、清潔に保つことであり、それに加えて、回復に必要な適切な「食事」を適切なときに摂ることであり、さらに「活動」も取り入れた生活リズムを整える、ということでしょう。

それらのことがわかったとして、では、そのことをOさんに対して「これではだめです。こうすべきです」と言えばよいのでしょうか。例えば「光や風を入れましょう」としてカーテンや窓を開けてしまえばよいのでしょうか。

いいえ、そうではないでしょう。そうではないはずです。

なぜなら、事実からみてとれるはずのOさんの切実な思いとしては、「薬に頼るしかない、でもこのまま薬を飲んでよいのだろうか。どのように過ごしたらよいのか、苦痛をわかってもらえない、どうしたらよいのだろう」ということであり、それに対してのOさんなりの精一杯の対処として症状がでないように空調を整えたり、なるべく動かないように努めているのだ、ということなのですから。

そして、その結果としては「どうしてこんなに苦しいのだろう」と思い煩い寝込むのみになってしまっています。つまり、いくら考えてみてもどうしてよいかわからないだけに、「どうにもならない、どうなってしまうのか、」としだいに思いつめ、不安ばかりが募っているという状況での訴えで、ようやく相談につながったことだからです。

またそこには、主婦であるOさんのために生活過程を整える役割を持てる人もいない状況です。それだけにOさんの様子はナイチンゲールの次の言葉を思いおこさせます。

その病気につきもので避けられないと一般に考えられている症状や苦痛などが、実はその病気の症状などではけっしてなくて、まったく別のことからくる症状——すなわち、新鮮な空気とか陽光、暖かさ、静かさ、清潔さ、食事の規則正しさと食事の世話などのうちのどれか、または全部が欠けていることから生じる症状であることが非常に多いということなのである。……

自然がつくり出し、われわれが病気と呼んでいるこの回復過程は、こういったことのひとつまたは全部に対する知識の不足か、あるいは注意が足りないために妨害されてきて、その結果、痛みや苦しみや、あるいは過程そのものの中断が起こるのである。

（『看護覚え書』前出）

以上のようなナイチンゲールがいうところの、「その病気につきもので避けられない」と一般に考えられている症状や苦痛、つまり、Oさんにとっての咳や痛みや膨満感やなんともいえない不調感や不安感は、「病気の症状などではけっしてなくて、まったく別のことからくる症状」、すなわち、新鮮な空気とか、陽光、暖かさ、静かさ、清潔さ、食事の規則正しさなどの生活過程が整えられていないことからくる症状だと私たち専門家にはみてとれなければなりません。

それが悪循環している生活がOさんの心にも影響を及ぼしているとみてとることができるでしょう。

## 第九節　求められる支援の実際

では、そのようにみてとれたとして、私たちはこの場合どのように支援したらよいのでしょうか。

まずは、Oさんの思いに応えるということが必要でしょう。なぜならOさんの訴えから、本当の思いをみてとってみると、そこから当然に「辛さをわかってほしい」「安心できる言葉がほしい」ということがわかるはずだからです。

そして、直接Oさんの身体に手をあてて触れてみてとること、そのことそのものすらが、ケアになってくるといえます。そこで、「お腹が張っているようで」という訴えには、腹部に優しくふれながら、どこがどのように痛むのかアセスメントしながらOさんの声に耳を傾けました。

また、Oさんの良くなりたいという思いを大切に支えてあげることです。そして「家族のために」というOさんの思いは、これまた大事に受けとめたいものです。それをふまえてはじめて、「ではどうしたらよいでしょう、どういうことならできるでしょうか」として生活過程を自分自身で整えていくことができるような言葉かけを選んでいく、ということになっていくはずです。

「外の風を取り入れるのが怖かったのですね。本当は、自然の空気や陽光を取り入れることが呼吸する大気を良くすることにつながり身体にとてもいいのですよ」「健康な細胞のつくりかえには毎日の食事がとても大切なんですよ」と、換気や食事がどのように回復することに関わっているのかをOさんにわかる言葉で説明することとともに、Oさんのできそうなことから少しずつ提案していくことになっていくべきです。

なぜならそのようにすることが、Oさんが本来持っているはずの自ら整える力を引き出すことにつながってくることになると思えるからです。

それだけに実際にOさんは、この訪問をきっかけに、受診をすることもできるようになり、後日、電話で「今日は買い物に行けたのですよ」と嬉しそうな声で報告をしてくれたのでした。すなわち、訪問のおかげで少しずつ少しずつと生活の幅を広げて、生命力の幅も広げられていったOさんでした。

## 第十節　良い看護を構成する真の要素とは

ナイチンゲールは、「良い看護を構成する真の要素は、健康人のためのものも、病人のためのものも同様であり、健康の法則、すなわち看護の法則――両者は実のところ同一なのである」（『看護覚え書』前出）と説いています。

本来の看護は、処方された薬剤や刺激物を与えたり外科的処置を施したりすることのほかに、新鮮な空気（換気）、日光、暖かさ、清潔さ、静けさを適切に活用し、食事を適切に選択して与えることなど、すべて病人の生命力の消耗を最少にするよう行なうことを含んでいる。そして家庭での健康を守る看護もこれと同様に、健康な人の生命力をできるだけ高めるように、この同じ自然の力を適切に活用することを意味するのである。（ナイチンゲール「病人の看護と健康を守る看護」、湯槇ます監修『ナイチンゲール著作集』第二巻、現代社）

このようにナイチンゲールは「健康への看護」または「一般看護」として、家庭生活において家族の健康を守り、家族の健康増進を図ることに目を向けることの重要性を強く指摘しています。とくに赤ん坊を健康に育てること、そのためにすべての母親に「生命の法則と健康の法則」とをふまえて、赤ん坊への食事のさせ方、沐浴の仕方、衣服の着せ方、清潔を保つ方法等を教えることがとても大切であると説いているのです。

地域での看護者は、すべての人がより健全に発育発達できるように、看護の一般論、人間の育ちの一般論をもとに、子育ての中心となる母親にしっかりとその指針を示していくことが重要なのです。母親の自信のなさや不安の強さは子どもとの関わりの中で、確実に子どもの心の成長に、社会性に関わる育ちに影響してくるはずです。それが顕在化する、しないにかかわらず、良くも悪くも必ず育ちに影響を及ぼすことになるからです。

そこで続いて地域における育児支援の実際について考えてみたいと思います。

## 第十一節　地域における育児支援——育児相談の事例から——

まずは母親であるSさん自身の語りからその相談内容をみていくことにします。第二子の一歳六カ月児健診での来所相談から家庭訪問に至った事例です。

「うちは家族にひとり障害のある子がいるんです……お兄ちゃんが……。」「今年幼稚園に年少さんで入ったんですけれども、去年わかったんですね、生まれてすぐわかったわけではなくて生まれたあとにわかったので……。この子を育てるのにどうしていいかわからない……。」

Sさんは結婚後すぐからの義父母との同居を経て、数カ月前に新居を構えて独立した核家族です。Sさん、夫ともに三十代、第一子は三歳男児、第二子は一歳六カ月男児です。夫は自営業で自宅から離れた所に店舗を持ち仕事は多忙で帰宅は深夜、休日もない状況です。近隣は土地が拓かれ新居が並び立っており、自宅に伺うとその中はすっきりと整理整頓されていました。「きれいにされていますね。落ち着きましたか」などと他愛もない挨拶をしながら、リビングに案内され座ったところで、看護者は促すでもなくSさんの言葉を待ちました。

落ち着いた様子で言葉を選びながらも、Sさんは「お兄ちゃんが……」と言ったまま、しばらく涙がおちそうになる目頭をおさえていました。

Sさんの言葉です。

「見た目はもう普通で誰が見てもというか、知識のない人が見ればほとんど分からないんですけれども、やっぱりすごくこだわりのある子で、その状況に対応できないとパニックになっちゃうんですね。去年、発達障害と診断されて、だからその子のことが去年からすごく手がかかっちゃってあんまり下の子もみてあげられなくって。」

「赤ちゃんが二人いるって感じですね。赤ちゃんが二人いて、今までの倍以上に手間がかかっちゃって大変で……。」

「しつけの面が大変です。一歳過ぎると自立というか自分の思いを主張するものだから、母親と対立しちゃうというか、やっぱり、子どもはこうしたいのに、でもそれはいけないことなんだよ、と教えたいのに分かってもらえない、そういうしつけの面で大変だと思うんです。」

Sさんは思わずあふれてくる涙をふきながら、涙しそうになる声をおさえながら、第一子に障害があると指摘されていること、第二子の成長に伴う育児、特にしつけについての悩みがあると話しました。そして何より子どもとだけの生活の中で二人の子どもの思うままのペースにあわせて過ごす毎日毎日の連続に疲労している現状を切々と語っていました。看護者は「そうですね……、大変ですよね……」とまずはSさんの言葉を受けとめました。

## 第十二節　育児上の課題を把握するための視点

Sさんはさらに続けます。夫や義理の両親との関係でも育児について相談したり頼ることができずに、一人で抱えこんでいるようです。育ってきた環境や食習慣の違いに直面しながらも相手には言えずに気遣いをしながらの生活が続いていたことが、その語りから理解されます。

「ほんとは同居は嫌だったんです。」「本当は両親とはある程度距離をおいてつきあいたい。義理の父とは仲が悪いので。結婚する前からけっこう嫌だった、嫌なことをたくさん言われたので。」

「主人は仕事が忙しくて家にいないんですよ、毎日帰りも一二時過ぎで、ほとんど子どもと三人だけっていうかんじ。でも主人は主人で忙しいからあんまり愚痴もいいたくないし……。そうすると話すところがなくなっちゃって……。」

忙しく働いている夫には愚痴は言いたくない、近くに住む義父母には頼りたくないし頼れない。では、育児について相談したりすることのできる友人はいるのでしょうか。気になって問いかけてみると、東京の古くからの友人には時々メールするものの結婚後の土地では安心して話ができる人はいないとのことで、地域の中でも孤立してしまっているようでした。

「こっちでできた友達はほんとの友達じゃないっていうか、ここまでは話せるんだけど、これ以上は話せないってことがあるんです」とSさんは言います。

結婚するまでは都会育ちだったSさんにとって、田舎の人間関係になじむことが大変難しくそれだけに大きくストレスに感じているようです。また、子どものためにと公園やサークルに参加しようとしたものの親同士の輪に入ることができず、よけい孤立した思いを深めてしまっているようでした。


さて、みなさんは、Sさんの育児上の課題はどのようなことだと思いますか。

第一子が発達障害と診断された、ということが問題でしょうか。第一子への関わりに特別な支援が必要な中で、第二子も目が離せない、二人の子育てに翻弄され疲労していることが問題でしょうか。それとも家族、特に夫に育児の相談ができず、また育児を手伝ってもらえない不満があることでしょうか。それとも頼れる両親がいないこと、近隣にもなじめず孤立した環境、心境で一人育児負担感を抱えていることが問題なのでしょうか。そして、Sさんにはどのような支援が必要なのでしょうか。

看護者はSさんが語ることについて、まずはそのまま受け入れ、うなずくように目を穏やかに合わせつつ耳を傾け、その言葉を促しながらしっかりと聴きとり、まずはその思いを安心して語れる場を用意しながら、Sさんの現状を身体面から精神面、社会関係からアセスメントしつつ受けとめるところから始めました。

なぜなら、その時のSさんにとっての必要な支援というのは、「こういう支援策が使えますよ」「こうしたらどうですか」というような答えを示したり提案したり、看護者が判断したり評価したりすることではないと思われたからです。

Sさんが答えを示してほしくて語っているのではなく、思いを分かってほしくて語っていることが看護者には分かるからです。Sさんは涙しそうになりながら、涙しながら、涙をおさえながら、さまざまなまとまらない思いを、現在の苦悩と過去の苦労として語っています。その涙の意味には、もっと本当に話したいはずのことが話せていない、本当の悩みや不安というものが隠されているように感じられたからです。それはSさん自身も気づいていないからこその漠然とした不安であり悩みであり苦悩であると思えるからです。

そのように考えながら、Sさんの思いをたどっていくとSさんは次のように語り始めました。

「(子どもが) いうことを聞いてくれないと、だんだん頭にきちゃって怒ってしまう。いけないことをした時って怒るじゃないですか、その怒る時もだんだんだんだん怒鳴ってきちゃって。ずっと怒鳴り続けていて、もう血管切れちゃうんじゃないかって思うくらい自分が怒鳴りまくっているんですよ。一日中。いらいらしちゃうんです。だからそうすると、なんか私って変なのかな、精神的に変なのかなって本当に思ったこともあって。」

「ニュースになるような虐待してしまうお母さんの気持ち、私もよくわかるような気がするんです。やっぱり一回手をあげちゃうと、次に怒ったときに平気でぶてるようになっちゃったところがあって。そういう自分も怖いし。どんどんエスカレートしていっちゃったらどうしようとか、虐待になっちゃったらどうしようとか。」

Sさんを本当に苦しめているのは、きっと次のような思いだったのではないでしょうか。

「私はおかしいのだろうか、どうにかなってしまうのではないか。」「子どもに手をあげるなんて虐待だったらどうしよう。子どもにどんな影響があるのだろうか。それでも抑えられない自分がいる、自分を保っていられない。」「誰かに聞きたい。でもこんなことは誰にも言えない。言ったらいけない……。」「子どもの障害が私のせいだったら……。」

そのような思いを抱え込みながら、自分で自分のことが不安になる、不安や恐れを抱いている自分自身に何より不安と恐れを感じ、どうしてよいか分からない、そのような心情だったのではないかと思えるのです。

## 第十三節　心を看るためには生活過程の把握を

みなさんは、このSさんの思いをどのように受けとめられるでしょうか。どのような言葉をかけることができるでしょうか。

虐待リスクが高いからすぐに通報しなければ、とか、Sさんを精神科受診させる必要がある、などと拙速に考えるみなさんではないと思います。

Sさんの生活の状況、生活過程をしっかりとみてとればSさんの心がみえてくるはずです。それは、結婚してからの慣れない土地での同居生活の中での気遣い、第一子の妊娠と出産、はじめての育児、第二子の妊娠と出産、二人の子を抱えながら同居家族の家事や世話、食習慣の違い、義父母との不仲、多忙な夫への気遣い、第一子の発達障害の発覚、二人の子の世話とその成長、片時も目が離せない育児、十分な休息がとれない中での新居の準備と引っ越し……、それにより蓄積された疲労感……というものを少しでも思い浮かべることができれば、Sさんのまずは身体の、そして心の状態を想像できるのではないでしょうか。Sさんの大変さが一般的にではなく、Sさんの〝特別な〟思いとしてしっかりと理解できてくるのではないでしょうか。

ナイチンゲールの次の言葉をもう一度思い出してください。

この世の中に看護ほど無味乾燥どころか正反対のもの、すなわち、自分自身はけっして感じたことのない他人の感情のただなかへ自己を投入する能力を、これほど必要とする仕事はほかに存在しないのである。——そして、もしあなたがこの能力を全然持っていないのであれば、あなたは看護から身を退いたほうがよいであろう。

（『看護覚え書』補章　看護師とは何か）

まずはSさんの思いをSさんの感情そのものとして受けとめ、そしてそこからSさんにとってどのような支援が今、そしてこれから必要になってくるのか、ということを考えていくことが必要なのです。しっかりと支援関係を築き、継続的に支援していくことが求められます。看護者の思いからではなく、Sさんの心の中にある特別な思いから出発することができれば、Sさんとの継続的な支援関係を創ることができることでしょう。

ここからが看護としての大事な支援のはじまりになっていくといえるのです。どのように子育てをしていったらよいか、子どもの育ちを支える母親を育てていく視点が看護者に求められます。ナイチンゲールの説く「健康への看護」「一般看護」は、現代においても欠かせない重要な意義を持っていると確かにいえるのです。

## 第十四節　継続的な支援関係を創りあげるためには

継続的な支援関係を創り上げていくためのはじまりには、特に意識して母親であるSさんの思いに耳を傾けることになっています。家庭生活の実際の状況をみてとりながらSさんの語りのペースに合わせながら質問をしつつ、必要な情報を、例えば家族背景やこれまでの家族関係、児への関わりの実際、児の成長発達への思い等々……を、次に支援すべき内容を判断できるための根拠となる情報として、しっかりと得ていく機会にしているのです。

そのような「対話」を通しての支援が重要なのです。ただ語りに耳を傾けるだけではなく、逆に情報を得るためにとばかりに質問をしてしまうのでもなく、対象者との「対話」を通して導くことが本当の支援関係といえるのです。

それは認識を持つ人と人との相互の関係性の中での育ちあいでもあります。一方的に教え諭すのではなく、対象者を一人の大人として十分に考える力を持ち、これまでも自分なりに答えを出しながら生活してきた存在であるということを尊重して向き合いたいものです。そのうえで、答えを導く力を支え、答えにいたるプロセスを共有していくこと、それが持てる力を引き出すということであり、母としてのその人を育てる関わりだと思えるのです。

どれだけその人の立場から、その人の立ち位置からその思いを描きだすことができるかが大切です。これがその人に観念的に二重化するということです。それは直観レベルの想像ではなく、本当はその人の生活状況や身体状況、その人の語りの中にその人の立場にたてるだけのヒントがその根拠としてしっかりとあるはずなのです。そして、その思いを共有していることをその人にいかに伝えていくかが重要です。これは分かってもらえている安心や信頼につながることです。

さらに、そこから、どのように看護者の思い描く次の一歩をその人自身の力で踏み出せるように導くことができるかが重要なことなのです。その人の認識を認識そのものから直接にケアすることはできません。身体へのケアを通して心を整えることができるのが看護のすばらしい力ですが、言葉のやり取りを介して心を伝えあい、その人の心を整えていくということもまた大事な力になってくるのです。

さて、以上のような意図を持ちながら、訪問や電話での相談による関わりを続けることになったSさんでしたが、その後、第一子は特別な施設に通園することになり、適切な関わりを持つことによって子どもの成長がみられるとともに、Sさん自身も同じ課題を持つ子どもの母親同士で話ができる機会も増え、思い詰めていた心境からもしだいに解放されるようになっていったのでした。

そしてやがては、「来年からは普通の幼稚園に行けることになりそうです。義母に協力してもらえるのは、当時は大変だったけど同居していた経験があったからこそですね」と、これからのことを語れるようになり、また過去のふりかえりの中身も変化してきました。こうしてその後も、二児の母としてしっかりと成長していくことができたSさんなのでした。

## 第十五節　看護者にとっての一般教養の重要性

看護のまさに基本は、患者が何を感じているかを、患者に辛い思いをさせて言わせることなく、患者の表情に現われるあらゆる変化から読みとることができることなのである。

（『看護覚え書』補章　看護師とは何か）

それぞれの事例でみてきたように、ナイチンゲールがどれほど、人間の認識というものに重きをおき、認識を看る、心を看ることの重要性を考えていたのかということが、みなさんにも改めて理解されてくるのではないでしょうか。

以上の事例にみるように看護の対象は年齢も健康のレベルも様々です。だからこそ看護者の教養が求められるといえます。

看護するために人と向かいあったときに、看護者の個人としての教養的な背景が求められるということでもあります。

それは、どういうことかをもう少し説明することにしましょう。なぜ看護者に一般教養が必要であるかということです。

それは、端的にいえば、看護の対象が人間だから、ということにつきます。様々な人間、様々な病み方をしている人間だからです。赤ちゃんからお年寄りまで年齢も様々ですし、職業も様々です。その社会的地位も様々ですし、生活の仕方も様々です。

そうした様々な人が、それぞれに病気になっている、つまり、病気という結果にいたるような、何らかの生活の積み重ねが、それぞれになされていたからこそ、病気になって入院生活を送ることになっているはずです。それだけに、人間の一般像だけでなく、生活の一般像をふまえて、その上で、病気の一般像が学ばれていかなければならないといえます。

それらをふまえて、それぞれの人が、それぞれの生活の中で病気になってきた、そして入院生活を送ることになっている、そして、その人なりの認識（感情）をいだきつつ、看護の対象として存在することになっている、ということがみてとられなければ、個別的な看護、その人の立場にたっての看護にはなりえない、身体を病む人の心を看ることはけっしてできないということです。

ナイチンゲールが「自分自身はけっして感じたことのない他人の感情のただなかへ自己を投入する能力を、これほど必要とする仕事はほかに存在しないのである」と述べていますが、この「他人の感情のただなかへ自己を投入する」ためには、その「他人の感情」が理解できるだけの実力が培われなければ「自己を投入する」ことはできないということは理解できると思います。

つまり、相手の感情を知るには、その感情（認識）はそれぞれの社会関係の中での、それぞれの生活の中で創られてきているものであるだけに、その感情が生まれる背景となる、それぞれの生活背景をみてとるだけの、看護者の認識のありよう、学習のありようが関わってくるということです。

これが、様々な人間を知る、という意味での一般教養の必要性です。看護するために、相手の認識を、その像をわかることが大切であるということだけを分かったのでは、何もわかったことにはならない、その像の中身を理解するだけの教養が求められる、ということです。

## 第十六節　ナイチンゲールの発見や取り組みを現代に活かすための視点とは

以上、説いてきたようにナイチンゲールからの学びを地域看護に活かすための視点としては、その人自らの整える力を引き出すことがあげられます。

これはMさんやOさんやSさんの事例ばかりではなく、例えば、統合失調症で通院しながら地域で暮らす人にも同じ視点での関わりができます。心のバランスの崩れを感じたときに助けを求められる力、生活リズムを整える力を引き出すことも同じことだと思います。

加えて、地域づくりにおいては健康な高齢者は老いと向き合いながらも人の役に立つことをしたいという思いや、これまでの社会生活での活躍を活かす場を求めたり、仲間づくりのリーダーとしての献身をみていてほしい、という思いを持っているように思います。そのような思いを支えることも地域をつくる一人一人の力を活かす、ことであるといえます。

　また、育児に自信がないというはじめての子を育てている母親に対しては子どもの成長をみるとともに母としての育ちや養育期の家族としての育ちを支えることが必要であるといえます。「よく育っていますよ。上手に関わっていますね」というほんの少しの言葉にすら救われた思いをしているお母さんにも多く出会うはずです。

　看護者は、どのようなささいな関わりの一場面であっても、一つ一つの言葉を大切にやりとりしながら、その人の認識をみつめることが常に求められると思います。その人が本当に伝えたいと思っていることはどのようなことだろう、という問いかけによって、みえてくるものが、みえなければならないものが違ってくるのではないでしょうか。それがナイチンゲールのいう「他人の感情のただなかへ自己を投入する」という言葉を活かすことだと思います。

　以上、臨床の場においてのみではなく、地域で暮らす生活者すべてに共通する生き方、暮らし方のヒントをナイチンゲールに教えられている思いの現在です。


　さて、本章は「看護の現在をナイチンゲールの原点に問う」と題して、ナイチンゲールの発見や取り組みを現代に活かすための視点とはどういうことかと考えてみました。それは、一つには心を看る看護の重要性です。一つ目の事例では、病に向き合う対象者の心に思いを寄せることの重要性としてみえてきました。二つ目の事例では、対象者の心、それを像として共に描こうとすることによって、その認識を変化させることもできるのだということにふれました。また、生活の過程性を看ることが看護にとって重要である、として、三つ目の事例では、家庭での療養生活を支えるための関わりの実際をみていきました。また健康を守る、母としての育ちを支えるための支援関係をつくることの大切さを四つ目の事例でとりあげました。最後にそうした多様な看護の対象者を理解するために、そして看護するためには、看護者自身が豊かな人間性を持ち、そのために教養も、さまざまな経験も活かしていくことが大切ですとお伝えしました。

ナイチンゲールは次のようにも言っています。

教育の仕事は別として、世の中で看護ほどに、その仕事において《自分が何を為しうるか》が、《自分がどのような人間であるか》にかかっている職は、ほかにはない。

（ナイチンゲール「看護婦と見習生への書簡」、『ナイチンゲール著作集』第三巻、現代社）

現在ますます看護の役割は注目され、そして期待されています。みなさんもそれぞれに活躍される場をお持ちのことと思います。社会に必要とされている看護を、誇りを持って続けてほしいと願っています。

日々の忙しさの中で見失いそうになったときには、改めて原点に戻り、ナイチンゲールの原点から実践の軌跡をふりかえってみてはいかがでしょうか。

それが一人一人の看護者の成長であり、ナイチンゲールが目指していた看護の発展、社会の実現になっていくことにつながるのだと信じています。

# あとがき

私がはじめての著作『初学者のための『看護覚え書』(一)』を上梓したのは、二〇一〇年であり、その年はナイチンゲールの『Notes on Nursing』が出版されて一五〇年の節目となる年でした。ですから、そのあとがきには「本年は、ナイチンゲール『看護覚え書』が出版されてちょうど一五〇年になります。ナイチンゲールの人生の節目を自分自身の人生の節目に跡付けながらこれからも歩みを進めていきたいと思っています」と記しました。

以来十年余り、私は大学における看護学教育に携わりながら、その一方で現任教育にも関わる機会をいただく中で、ナイチンゲールを継承し発展させるための原点からの学びを学生や看護専門職者らに説き続けている現在です。

二〇二〇年は、ナイチンゲール生誕二〇〇年の記念となる節目の年でした。それだけに、本書も当初は二〇二〇年に上梓したいという思いもありましたが、新型コロナウイルス感染症(COVID-19)拡大防止策が求められる中での教育活動に専心することとなり一年の遅れとなってしまいました。そのような中で、私は埼玉県看護協会からの依頼を受け、その会報誌に次のように寄稿しました。

未来へ向けて私たちがナイチンゲールから学ぶこと

ナイチンゲール生誕二〇〇年となる二〇二〇年を迎えた今、世界的な関心の中心となっているのは新型コロナウイルスの感染拡大であり、様々な社会的な対応策が求められる現実です。そのような中、看護職は医療、保健、福祉、介護、教育のそれぞれの現場で、それぞれの立場で、それぞれに対象者と向き合いながら奮闘しています。そしてまた、社会的な役割とともに自身の家庭における看護、保健にも心を尽くしている日々であることと思います。

ナイチンゲールならこの現実にどのように問いかけ、どのように向き合っているだろうかと、多くの看護職が改めてナイチンゲールの言葉を思い出しながら、今こそ看護の力が求められ、活かす時である、と実感しているのではないでしょうか。

私たちを導く看護の原点、それはナイチンゲールの説く看護の一般論です。

「看護とは、新鮮な空気、陽光、暖かさ、清潔さ、静かさなどを適切に整え、これらを活かして用いること、また食事内容を適切に選択し適切に与えること——こういったことのすべてを、患者の生命力の消耗を最小にするように整えること、を意味すべきである。」（『看護覚え書　改訳第七版』F.Nightingale 著、薄井坦子他訳、現代社）

ナイチンゲールは、どのような健康の段階にあっても、人間の生命力、自然治癒力を信じ、その力を最大限に引き出すこと、自然が癒す過程をうまくすすめる要素を整えること、それが看護の働きであると説いています。健康の法則＝看護の法則は、病人にも健康人にも共通に働いているけれども、その法則が守られなかったとき、健康人は病人ほどには極端な影響を受けないですむだけなのだとも説いているのです。

どのような時にも、現実から学び成長することができるのが看護職であるとの信念を説き続けたナイチンゲールの言葉を受けとめ、時代や社会が変わっても決して変わることのない、看護としての基本的なものの見方、考え方をしっかりと継承していきたいものです。

私たちは今改めて、ナイチンゲールから看護の未来を託されているといえるのではないでしょうか。

（埼玉県看護協会会報誌「さいたま」一一三号寄稿　二〇二〇年四月）

---

ここに記したように、「どのような時にも、現実から学び成長することができるのが看護職であるとの信念を説き続けたナイチンゲールの言葉を受けとめ、時代や社会が変わっても決して変わることのない、看護としての基本的なものの見方、考え方をしっかりと継承していきたい」ということが私自身の変わらない思いであり、学的研鑽を続け、その成果を教育者として次世代に届けていきたいと思う原動力になっています。

本書では、現代看護教育に求められるもの、それは看護を学問として学び実践するための論理能力の養成であるとして、そのためには弁証法の学びと認識論の学びが必須であることを説いてきました。そして事例を通して、看護実践にどのように弁証法や認識論が活かされるのかということを具体的に説くことによって、その学び方の道筋も説いてきました。読者のみなさんには、その学びの道筋がナイチンゲールを真に継承し発展させるための学びの過程であると受けとめていただければと思います。

最後になりましたが、学生の時に出会って以来、学問構築のための基礎学である弁証法と認識論、論理学への学びの道を拓いてくださり、学的研鑽を始めてからの三十年余りの時を、変わらずに導いてくださる恩師 南郷継正先生、そして瀬江千史先生に深い謝意を表わしたいと思います。

また、本書の出版を快諾いただきました現代社の小南吉彦社主にお礼を申し上げます。編集者の田沼岳さんにもお世話になりました。心より感謝申し上げます。

二〇二一年 六月

神庭純子

著者

神《かみ》庭《にわ》 純《じゅん》子《こ》

埼玉大学教育学部卒業
聖隷クリストファー大学看護学部卒業
聖隷クリストファー大学大学院修士課程看護学研究科修了
川口市保健センター 保健師、
岐阜医療科学大学保健科学部看護学科 専任講師、
西武文理大学看護学部看護学科 准教授を経て、
2013年4月より、西武文理大学看護学部看護学科 教授
筑波大学 博士（学術）

著書 『初学者のための『看護覚え書』——看護の現在をナイチンゲールの原点に問う』第1巻〜第4巻（現代社）
『看護のための「いのちの歴史」の物語』（共著、現代社）
『統計学という名の魔法の杖——看護のための弁証法的統計学入門』（共著、現代社）
『公衆衛生看護学.jp 第5版』（共編、インターメディカル）
『新しい家族看護学—理論・実践・研究—』（分担執筆、メヂカルフレンド社）

現代社白鳳選書 49

現代看護教育に求められるもの

2021年12月22日　第1版第1刷発行©

著　者　神　庭　純　子
発行者　小　南　吉　彦
印　刷　壮光舎印刷株式会社
製　本　誠製本株式会社

発行所　東京都新宿区早稲田鶴巻町514番地（〒162-0041）　株式会社 現　代　社

電話：03-3203-5061　振替：00150-3-68248

＊落丁本・乱丁本はお取り替えいたします

ISBN 978-4-87474-193-1　C 3247